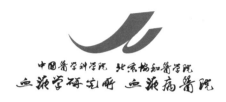

中国医学科学院 北京协和医学院
血液学研究所 血液病医院

血友病自我管理
实践指导

Practical Guidance on Self-Management of Hemophilia

U0255135

主　编　陈玲玲

中国协和医科大学出版社
北　京

图书在版编目（CIP）数据

血友病自我管理实践指导 / 陈玲玲主编. —北京：中国协和医科大学出版社，2023.1

ISBN 978-7-5679-2134-4

Ⅰ.①血… Ⅱ.①陈… Ⅲ.①血友病－诊疗 Ⅳ.①R554

中国版本图书馆CIP数据核字（2022）第244873号

血友病自我管理实践指导

主　　编：陈玲玲
责任编辑：沈冰冰
装帧设计：邱晓俐
责任校对：张　麓
责任印制：张　岱

出版发行：**中国协和医科大学出版社**
（北京市东城区东单三条9号　邮编100730　电话010-65260431）
网　　址：www.pumcp.com
经　　销：新华书店总店北京发行所
印　　刷：北京联兴盛业印刷股份有限公司

开　　本：710mm×1000mm　　1/16
印　　张：15.25
字　　数：140千字
版　　次：2023年1月第1版
印　　次：2023年1月第1次印刷
定　　价：98.00元

ISBN 978-7-5679-2134-4

编者名单

主　编　陈玲玲　中国医学科学院血液病医院（中国医学科学院血液学研究所）

副主编　黄雪丽　中国医学科学院血液病医院（中国医学科学院血液学研究所）
　　　　　王立新　天津市友爱罕见病关爱服务中心

编　者　陈玲玲　中国医学科学院血液病医院（中国医学科学院血液学研究所）
　　　　　黄雪丽　中国医学科学院血液病医院（中国医学科学院血液学研究所）
　　　　　王立新　天津市友爱罕见病关爱服务中心
　　　　　毕婷婷　中国医学科学院血液病医院（中国医学科学院血液学研究所）
　　　　　丁小玲　中国医学科学院血液病医院（中国医学科学院血液学研究所）
　　　　　李　军　中国医学科学院血液病医院（中国医学科学院血液学研究所）
　　　　　刘世忠　天津医科大学总医院
　　　　　刘　葳　中国医学科学院血液病医院（中国医学科学院血液学研究所）
　　　　　苗　静　天津市第二人民医院
　　　　　彭　佳　天津市公安医院
　　　　　邵　帅　中国医学科学院血液病医院（中国医学科学院血液学研究所）
　　　　　薛　峰　中国医学科学院血液病医院（中国医学科学院血液学研究所）
　　　　　张　岩　天津医科大学总医院
　　　　　张　雁　天津医科大学总医院
　　　　　左国良　南昌市血友之家公益协会
　　　　　李宝翔　中国医学科学院血液病医院（中国医学科学院血液学研究所）

秘　书　黄雪丽　中国医学科学院血液病医院（中国医学科学院血液学研究所）

序

　　血友病是一种X染色体连锁的隐性遗传性出血性疾病，分为血友病A和血友病B两种。为了提高我国血友病防治整体水平，中国医学科学院血液病医院、北京协和医院、上海瑞金医院、广州南方医院、安徽省立医院和山东省血液中心6家工作基础较好的血友病中心于2004年联合发起成立了中国血友病协作组。该协作组自成立以来，每年举办各种规模面向血友病医生、护士、康复师、检验师等的专业学习班，为中国血友病防治工作培养了一批高素质的专业队伍。随着国家经济状况的改善，各级政府部门对于血友病的防治也越来越重视。国家卫生部于2009年11月底建立了血友病病例信息管理制度，2012年12月发布通知，要求各省市完善血友病病例信息管理制度，建立血友病分级诊疗体系。无论是专业队伍的培训还是防治体系的构建都是为了服务于我国血友病患者。

　　虽然迄今尚无法彻底治愈血友病，但是如果血友病患者能够尽早开始定期规律性凝血因子替代治疗，完全可以避免反复发生关节、肌肉等部位的出血。血友病患者及其家庭成员对于疾病的认识以及能否自觉配合医务人员的治疗是血友病防治非常重要的环节。习近平总书记于2016年8月19日在全国卫生与健康大会上的讲话中指出：要倡导"每个人是自己健康第一责任人"的理念；要多用人民群众听得到、听得懂、听得进的途径和方法普及健康知识和技能。

　　我院血友病专职护士陈玲玲长期致力于血友病患者教育，身体力行推动血友病家庭治疗和血友病患者的自我注射。她带领天津市血友病中心的综合关怀团队编写了《血友病自我管理实践指导》一书。本书的编写践行了习近平总书记的上述讲话精神，是国内第一部针对血友病患者及其家属的自我管理类书籍，对临床实践中患者经常遇到的问题进行了梳理，用通俗易懂的语言给予解答。本书的出版将提高血友病患者及其家属的疾病认知，提升患者自我管理能力。

是为序。

中国血友病协作组组长

杨仁池

中国医学科学院血液病医院血栓止血诊疗中心主任

2022年11月1日

前言
preface

血友病是一种 X 染色体连锁的隐性遗传性出血性疾病，以关节/肌肉出血为主要临床表现，通常需终身凝血因子替代治疗。如反复关节/肌肉出血得不到规范的治疗和护理，可导致关节活动受限甚至关节残疾。根据多年的临床经验，笔者发现如果血友病患者和家属能够学习和掌握自我管理的知识和技能，可以更好地管理疾病、减少并发症、提高生活质量。

目前，我国出版了多部血友病专著，从医学专业的角度全面系统地介绍了血友病的防治知识，为从事血友病防治工作的专业人士提供了学习和参考资料。但是，适合血友病患者和家属阅读的书籍很少，因此，编写一本通俗易懂，帮助和指导患者和家属学习疾病自我管理知识的书籍是迫切之需。本书是我国第一部面向血友病患者和家属的自我管理书籍，由天津血友病中心的临床医生、护士、超声科专业技术人员、康复治疗师以及从事传染病防治的专家、心理咨询师，并联合天津市友爱罕见病关爱服务中心共同编写，旨在为患者和家属普及血友病相关的疾病管理知识，提高疾病管理能力。

本书共 10 章，包括血友病的基本知识、血友病的治疗、血友病的护理和家庭治疗、血友病关节超声检查、血友病合并抑制物、血友病康复与物理治疗、血友病合并乙型肝炎/丙型肝炎的管理、血友病儿童和家长心理指导、血友病医保政策、血友病患者的教育和就业。笔者将血友病患者疾病自我管理的知识以问答的形式展示出来，不仅解答了患者的疑问，而且对专业知识进行了深入浅出的拓展，使患者"知其然"也"知其所以然"。本书语言通俗易懂，另配以插图，利于患者及家属更好地理解。

本书凝结着编者们多年的血友病管理经验，希望对血友病患者的自我管理能够有所帮助。但由于编者水平有限，难免有纰漏或不足之处，希望得到广大读者的指正，以便我们后续改进。

最后，感谢本书编者们在工作之余的辛苦耕耘。本书作为中国医学科学院中央级公益性科研院所基本科研业务费——"基于多学科合作和现代信息技术的血友病患者自我管理的干预研究"（项目编号2018PT33021）课题成果的重要组成部分，也获得了该课题的资助。同时，也要感谢病友们无私分享自身的疾病管理经验和心路历程，以及中国协和医科大学出版社的支持和编辑的工笔匠心，在此一并感谢。

编者

2022年10月

目录
contents

1

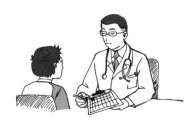

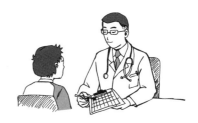

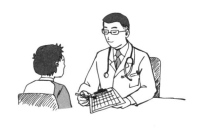

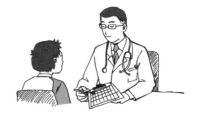

第一章

血友病的基本知识

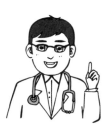

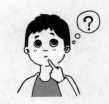

1. 什么是血友病?

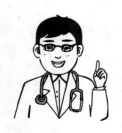

　　血友病（hemophilia）是一种X染色体连锁的隐性遗传性出血性疾病，主要临床表现是出血，且出血可发生在身体的任何部位，重型血友病患者可有自发出血不止。长期反复关节肌肉出血可能导致关节活动受限甚至关节残疾。如果发生脑出血，可能会导致死亡。

血友病自我管理实践指导

◆

知 识 拓 展

- 血友病是一组因凝血因子缺乏而引起的遗传性出血性疾病。

- 主要包括血友病A（因子Ⅷ缺乏症）和血友病B（因子Ⅸ缺乏症），其中血友病A约占全部血友病的85%，血友病B约占15%。

- 血友病的主要特征包括阳性家族史、幼年发病、自发或轻微外伤后出血不止、血肿形成、关节腔出血等。

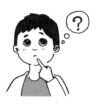

2. 血友病的发病率高吗?
患病之前怎么几乎没听说过这个病?

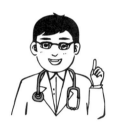

在男性人群中，血友病A的发病率约为 1/5000，血友病B的发病率约为1/25 000。血友病患者多为男性，女性血友病患者极其罕见。

知识拓展

- 血友病的发病率没有种族或地区差异，但由于经济等各方面的原因，血友病的患病率在不同国家甚至同一国家的不同时期都存在很大的差异。
- 一项1986—1989年在全国24个省的37个地区进行的调查结果显示，我国血友病的患病率为2.73/10万。
- 2018年中华人民共和国国家卫生健康委员会、科学技术部、工业和信息化部、国家药品监督管理局、国家中医药管理局将血友病列入我国《第一批罕见病目录》。

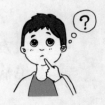

3. 血友病主要有哪些表现?

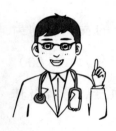

自发性出血是血友病患者最主要的临床表现，且伴随终身，出血可以发生在身体的任何部位。出血严重程度常与体内的凝血因子活性水平有关。

◆

知 识 拓 展

- 血友病患者体内凝血因子活性水平与出血程度基本成反比，体内凝血因子活性越低，越容易发生出血。
- 根据患者凝血因子活性水平可将血友病分为轻型、中间型和重型（表1-1）。
- 轻型患者一般很少出血，只有在损伤或手术后才发生；重型患者自幼可有自发性出血；中间型患者出血的程度介于轻型和重型之间。

表1-1　血友病临床分型表

临床分型	因子活性水平（IU/dl）	出血症状
轻型	＞5～40	大的手术或外伤可致严重出血，罕见自发性出血
中间型	1～5	小手术或外伤后可有严重出血，偶有自发性出血
重型	＜1	肌肉或关节自发性出血

4. 哪些部位出血会危及血友病患者生命?

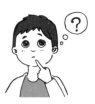

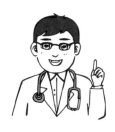

血友病患者发生危及生命的出血情况,包括颅内出血、消化道出血、颈部/咽喉部出血。

知识拓展

- 血友病患者的出血可以发生在任何部位,轻者可发生在皮肤,表现为皮肤瘀点或瘀斑,重者可有颅内出血、消化道出血、颈部/咽喉部出血,危及患者生命。

- 颅内出血量较大时,会引起颅内压增高,而颅内压增高可增加脑疝的发生风险,从而导致患者呼吸、心搏骤停,危及患者生命。

- 血友病患者消化道出血量大且迅速时,可能会引起贫血甚至低血容量性休克,危及生命。

- 血友病患者颈部/咽喉部出血时,血液很快形成血凝块,并且因气管的开口在咽喉部,脱落的血凝块容易进入气管堵塞气道,引起窒息死亡。

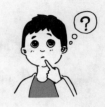

5. 血友病患者关节为什么会频繁、反复出血?

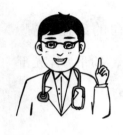

关节出血多见于重型血友病患者。

急性关节出血诱发滑膜的炎症反应和增生，增生的滑膜和血管较为脆弱，轻微损伤即可引起再出血，而反复关节出血又会刺激滑膜及其血管进一步增生。

因此，某一关节一旦发生过出血，如果不规范治疗，便容易进入"出血-滑膜增生-再出血"的恶性循环。

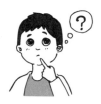

6. 血友病患者替代治疗可以选择哪些药物？

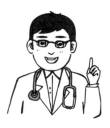

血友病A患者替代治疗首选基因重组FⅧ制剂或病毒灭活的血源性FⅧ制剂。若无上述条件，可选用冷沉淀或新鲜冰冻血浆等。

血友病B患者替代治疗首选基因重组FⅨ制剂或病毒灭活的血源性凝血酶原复合物，仅在无上述条件时可选用新鲜冰冻血浆等。

非凝血因子类药物艾美赛珠单抗注射液（Emicizumab）已在国内上市，适合于存在凝血因子Ⅷ抑制物的血友病A成人患者，或用于儿童患者常规预防性治疗以防止出血或降低出血发生的频率。

知识拓展

- **重组人凝血因子Ⅷ（rFⅧ）**：用于血友病A的按需及预防治疗。这类药品储存、配制及使用较为方便，3代产品可以几乎完全消除乙肝病毒、丙肝病毒及HIV等病毒感染的风险。近几年也有新型的延长半衰期的产品上市。

- **血浆源性浓缩凝血因子Ⅷ（PdFⅧ）**：是将大量血浆中的FⅧ提取、浓缩而成的血制品。目前，通过筛选血浆捐献者及病毒灭活方法，这类产品的安全性有了极大的提高。可用于血友病A的按需及预防治疗，中等纯度产品由于含有一定的血管性血友病因子（vWF），也可用于血管性血友病的治疗。

- **重组人凝血因子IX（rF IX）**：优势与rF VIII一致，用于血友病B的按需及预防性治疗。

- **凝血酶原复合物（PCC）**：主要用于血友病B的按需及预防治疗，以及伴有F VIII抑制物的血友病A的治疗。凝血酶原复合物是血浆浓缩后的制剂，不但包含F IX，也包含F II、F X及F VII（部分产品）。

- **重组人凝血因子VII**：用于血友病A伴抑制物患者、血友病B伴抑制物患者的治疗。药品储存、配制及使用较为方便，每2～3小时注射1次。

- **艾美赛珠单抗注射液**：非凝血因子类产品，这是一种仅皮下注射的药物，经充分规范的皮下注射技术培训并取得医生许可后，血友病患者可在家庭中使用艾美赛珠单抗注射液，儿童患者可由家长操作。

- **新鲜冰冻血浆（FFP）**：FFP中含有各种凝血因子，但每种因子的量较少，因此，对于血友病A或血友病B治疗，仅在无法获得其他产品时使用FFP。新鲜冰冻血浆是从义务献血者捐献的血液中分离提取制成的血液制品，经过病毒检测，但是未经过病毒灭活。血友病患者使用FFP会有病毒感染的风险，需要定期检测相关指标。

- **冷沉淀**：FFP在低温解冻后，产生的白色的絮状沉淀就是冷沉淀。相比于FFP，冷沉淀含有较多的F VIII、纤维蛋白原及血管性血友病因子，可用于血友病A的治疗；在无法获得PdF VIII时，也可以用于血管性血友病的治疗。

7. 血友病患者长期患病可能有哪些并发症？

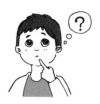

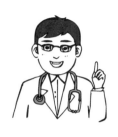

关节长期、反复出血可能会导致血友病性关节炎，甚至关节活动受限/关节残疾。

长期反复输注血浆、冷沉淀等血制品，可能会引起病毒感染，如乙型肝炎、丙型肝炎等。

输注凝血因子可能会产生凝血因子抑制物（抗体）。

患者肌肉反复出血，如得不到及时规范治疗，可能会引起"假肿瘤"。

重型血友病患者一定会发生关节残疾吗?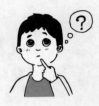

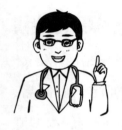

不一定。

血友病患者是否发生关节残疾与凝血因子严重程度并无直接关系,并不是说重型血友病患者就一定会发生关节残疾,轻型血友病患者就一定不会发生关节残疾。

如果患者遵从医生提出的积极、规范的治疗建议,规律预防治疗,定期做好关节评估,很大程度上就能避免或延缓关节残疾的发生。

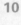

知识拓展

- 相对轻型血友病患者而言,重型血友病患者发生关节残疾的可能性更大。

- 血友病患者70%~80%的出血为关节出血,而重型血友病患者在日常生活、学习、工作中经常会发生关节自发出血。

- 如不规范治疗,长期反复关节出血很可能会引起血友病性关节炎。

- 当患者关节内骨质结构发生破坏时,关节活动受限甚至关节残疾的发生率大大增加,严重影响生活质量。

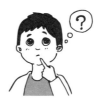

9. 什么是凝血因子的半衰期?

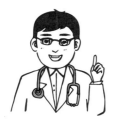

凝血因子半衰期是指血液中凝血因子浓度或体内凝血因子剂量降低到一半时所花费的时间。

知 识 拓 展

- 凝血因子Ⅷ的理论半衰期为8～12小时,凝血因子Ⅸ的理论半衰期约为24小时。

- 血友病患者需要多次给药时,为了提高药物疗效,维持血液中药物的有效浓度,给药的间隔时间一般会通过药物半衰期来判断。

- 血友病A患者出血后用药的间隔约12小时,血友病B患者出血后用药间隔约24小时。

（1）不同血友病患者使用同一品牌的凝血因子,半衰期是有差异的。例如,都是使用A品牌的凝血因子,有的患者半衰期约为6小时,而有的患者半衰期约为13小时,个体间的差异还是比较明显的。

（2）同一血友病患者使用不同品牌的凝血因子，半衰期也是有差异的。例如，使用A品牌的凝血因子时半衰期约为7.75小时，使用B品牌的凝血因子时半衰期约为10.5小时。

- **注意：** 通常在不了解患者半衰期时，临床医生多是按照理论半衰期（FⅧ 12小时、FⅨ 24小时）来制订替代治疗方案。若患者使用的凝血因子用药剂量与出血表现明显不一致，如血友病A患者的预防治疗方案为20IU/kg，每周3次，平日活动量不大，但出血却比较频繁，这时就要咨询血液科医生，检测凝血因子半衰期，根据检测结果为患者实施个体化治疗。

10. 血友病患者为什么要多次检测凝血因子半衰期？

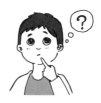

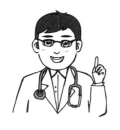

血友病患者凝血因子的半衰期与下列因素有关：药品类型、年龄、血型、体重、vWF水平、基因型、抑制物等。因此，当更换凝血因子之后、体重明显改变时、年龄增长时，建议患者重新检测半衰期，以调整治疗方案，达到最优化的个体化治疗。

知识拓展

- 无论是不同的血友病患者使用同一品牌凝血因子，还是同一患者使用不同品牌的凝血因子，个体间的半衰期均有很大差异。

- 通常在不了解患者半衰期时，临床医生多是按照理论半衰期（F Ⅷ 12小时、F Ⅸ 24小时）来制订替代治疗的方案。

- 对于半衰期相对较短的患者来说，此种状况下制订的替代治疗方案不一定是适合患者的最优方案。

- 为了寻求更好的治疗方案，建议患者咨询血液科医生检测半衰期，实施个体化治疗。

11. 血友病患者可以进行肌内注射／深部组织穿刺吗?

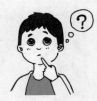

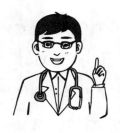

血友病患者应尽量避免肌内注射或深部组织穿刺（图1-1）。

如果必须要进行的话，建议咨询血液科医生制订凝血因子使用计划，在凝血因子的保护下才能进行此类操作。

同时，建议患者在拔针后，延长按压时间或通过冷敷等方法辅助止血。

血友病自我管理实践指导

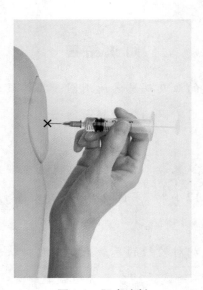

图1-1　肌内注射

12. 血友病儿童可以进行预防接种吗？

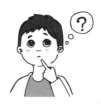

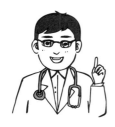

血友病儿童可以进行预防接种，并且建议按国家预防接种计划定期接种。

知 识 拓 展

- 疫苗接种是预防控制传染病最有效的手段，疫苗接种的普及避免了无数儿童发生残疾和死亡，而国家免疫计划的实施有效地保护了广大儿童的健康和生命安全。

- 疫苗接种方式主要以皮下注射为主，《中国血友病管理指南（2021版）》中也提到"血友病患者可以进行皮下注射"。

- 但需要注意的是，对于低龄或不配合接种的儿童，接种时可能会由于害怕、恐惧、哭闹，引起接种侧手臂剧烈晃动，而可能导致皮下注射的针头穿刺进肌肉组织造成出血。

- 家长可以采取以下措施减少出血：做好接种侧手臂的制动、选用细小针头、拔针后延长按压时间、冷敷注射位置、提前注射凝血因子等。

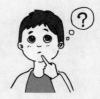

13. 血友病患者关节疼痛可以使用镇痛药吗?

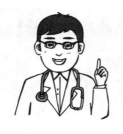

可以使用,但是患者首先要明确病因,分清关节疼痛是由于急性关节出血造成的,还是由于血友病性关节炎导致的慢性疼痛。

(1)如果是急性出血导致的关节疼痛,首要治疗措施是尽早输注足量的凝血因子。如果疼痛剧烈,可以使用镇痛药物,如乙酰氨基酚或对乙酰氨基酚。

(2)如果是血友病性关节炎引起的慢性疼痛,可以通过锻炼、睡眠、按摩、冷热疗、放松、自我调控等措施缓解,也可使用对乙酰氨基酚进行镇痛。

持续剧烈疼痛的情况下,可咨询疼痛科医生制订镇痛计划,根据计划合理使用镇痛药物或镇痛措施,如使用COX-2抑制药(如塞来昔布)、可待因或曲马多等,具体药物种类、药物剂量、用药时长要遵循医生的建议,避免药物依赖和成瘾性。

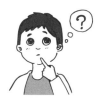

14. 血友病致病基因怎么遗传？

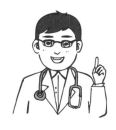

血友病是一种X染色体连锁的隐性遗传性疾病，其致病基因在X染色体上，通常表现为男性发病、女性携带（图1-2）。

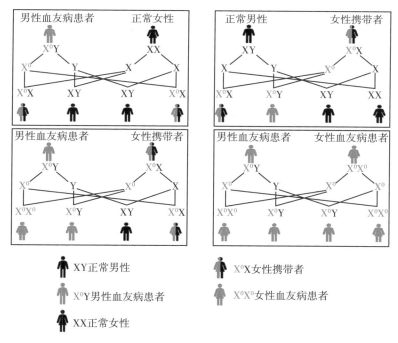

图1-2　血友病遗传规律示意

当患者因遗传或突变而出现基因缺陷时，机体不能合成足量的FⅧ或FⅨ，造成内源性途径凝血障碍及出血倾向。

男性的性染色体由1条X染色体和1条Y染色体组成，女性的性染色体由2条X染色体组成。

当男性是血友病患者时，他有1条含有致病基因的X染色体，用X^0表示，即X^0Y。在传递给下一代时，女孩遗传含有致病基因的X染色体，成为血友病携带者；男孩遗传Y染色体，成为正常男性。

当女性是血友病携带者时，她有1条含有致病基因的X染色体，用X^0表示，即X^0X。在传递给下一代时，无论男孩还是女孩，均有50%可能遗传含有致病基因的X染色体（X^0）。

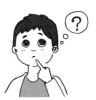

15. 夫妻双方，男性是正常人，女性是血友病携带者，生育血友病后代的概率是多少?

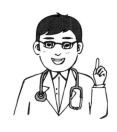

他们如果生育女孩，有50%的可能是血友病携带者。如图1-3所示，父亲传递的是正常的X染色体，而母亲有50%的可能将致病基因的X染色体（X^0）传递给子代。

他们如果生育男孩，有50%的可能是血友病患者。如图1-3所示，父亲传递的是Y染色体，不含血友病致病基因，而母亲有50%的可能将致病基因的X染色体（X^0）传递给子代。

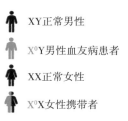

XY正常男性

X^0Y男性血友病患者

XX正常女性

X^0X女性携带者

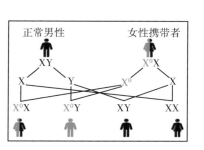

图1-3 正常男性与女性携带者后代遗传规律

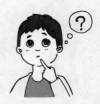

16. 血友病患者的母亲想再次孕育，需要检查什么？

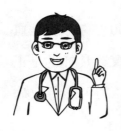

除遵循常规孕前检查项目之外，还需要做血友病携带者基因检测。

如果基因检测结果显示血友病患者的母亲是血友病携带者，请做好遗传咨询和产前诊断。

知识拓展

- 对有血友病家族史的家庭成员来说，符合遗传规律的其他育龄期女性怀孕前都要做好携带者基因检测。

- 例如：小军（男性，化名）是一名血友病患者，其母亲经血友病基因检测是一名血友病基因携带者，因其外公是正常男性，由此推断小军的外婆也是一名携带者，根据血友病遗传规律，小军的姨妈50%也可能是血友病基因携带者。因此，建议她在怀孕前应进行血友病携带者基因检测：①若检测结果不是携带者，可正常孕育下一代；②若检测结果是携带者，她怀孕前应去做遗传咨询；③若是携带者且已怀孕，应尽早进行产前诊断。

17. 血友病患者不能使用哪些含有阿司匹林成分的药物？

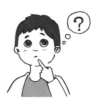

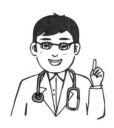

阿司匹林、赖氨匹林、复方对乙酰氨基酚片、复方单硝酸异山梨酯缓释片、贝诺酯片、阿咖酚散（解热止痛散）等。

知识拓展

血友病患者和家属使用非血友病治疗药物前，需要仔细阅读药品说明书，查看药品中是否含有阿司匹林成分。

下面列出《血友病（第二版）》中含有阿司匹林成分的药物清单，供患者和家属参考（表1-2）。

表1-2　含有阿司匹林成分的药物

药品名称		
阿司匹林	阿司匹林泡腾片	阿司匹林缓释胶囊
阿司匹林片	阿司匹林栓	阿司匹林肠溶片
阿司匹林分散片	阿司匹林散	阿司匹林肠溶缓释片
阿司匹林咀嚼片	阿司匹林缓释片	阿司匹林肠溶胶囊

续　表

药品名称		
阿司匹林肠溶微粒胶囊	复方阿司匹林片	复方阿司匹林双层片
小儿复方阿司匹林片	卡巴匹林钙颗粒	卡巴匹林钙散
阿司匹林锌胶囊	阿司匹林－烟酰胺－锌络合物	铝镁匹林片
铝镁司片	乙酰水杨酸孕烯诺龙片	精氨酸阿司匹林片
注射用精氨酸阿司匹林	阿司待因片	复方阿魏酸钠阿司匹林胶囊
复方阿司匹林牛磺酸胶囊	匹赖氨酸	赖氨匹林
注射用赖氨匹林	赖氨匹林肠溶胶囊	赖氨匹林肠溶片
赖氨匹林颗粒	赖氨匹林散	丙氧匹林片
复方对乙酰氨基酚片	对乙酰氨基酚复方制剂	复方单硝酸异山梨酯缓释片
头痛粉	小儿氨酚匹林片	小儿氨酚匹林咖啡因片
氨酚咖匹林片	贝诺酯片	阿苯片
阿咖片	阿酚咖片	匹林咖敏片
阿酚咖敏片	阿咖酚胶囊	阿咖酚散
阿司匹林双嘧达莫片	阿司匹林双嘧达莫缓释胶囊	阿司达莫缓释片
阿司匹林维生素C泡腾片	阿司匹林维生素C分散片	阿司匹林维生素C咀嚼片
阿司匹林维C肠溶片	阿司匹林维C肠溶胶囊	氨咖愈敏溶液
阿司匹林可待因片	复方贯众阿司匹林片	复方忍冬藤阿司匹林片
金羚感冒片	速克感冒胶囊（片）	复方忍冬野菊感冒片
菊蓝抗流感胶囊	阿司可咖胶囊	解热止痛散

病友对你说

基因筛查与产前诊断
经验分享

姓名：张某　诊断：血友病基因携带者　性别：女

我是一名女性血友病基因携带者，我弟弟是血友病A患者。

我弟弟其实是属于轻型患者，但是由于对这个病不够了解，再加上家庭条件有限，现在已经落下残疾。他七八个月大的时候就出现了出血的症状，因为我们家是在北方的一个农村，相对比较落后，以前都不知道这个病可以用凝血因子治疗。大概是2012年的时候，才了解到什么是凝血因子。以前出血的时候，我弟弟都是硬扛过来的，尤其他小时候比较调皮，经常关节出血，现在一条腿的膝关节已经严重变形，只有依靠双拐才能行走。

由于20多年来接触这个病，**我深切地知道一个普通家庭如果有一个血友病患者，那真的是"灾难"！**

我们一直也没有做过基因筛查，所以也不知道我是不是血友病基因携带者，一直还幻想着，我可能是幸运的那一个，有可能我弟弟是自身发生基因突变……

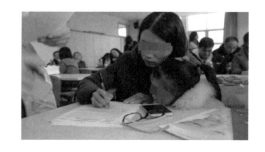

我是2016年结婚的，2018年备孕，想要个猪年宝宝，那会儿对于血友病携带者基因筛查也不是很了解，以为只要怀孕了，到时候直接查宝宝有没有问题就好了，没想到其实根本就不是想得那样。**你要想检查宝宝，必须得先做前面的血友病携带者基因筛查！**

或许我是幸运的，在我刚怀孕的时候（那时候还不知道自己已怀孕），我弟弟通过他的血友病群了解到，华大医学检验所要来我们市里面给做血友病携带者基因筛查。然后我们就报名了，其实就是每人抽血，挺简单的，然后人家拿回去检测。我妈和我，还有我弟弟三个人抽了血，抽血那天是7月2日，听说是大概要2个月出结果。

所以，要是怀孕以后再做这个检查，而恰巧又是携带者的话，会很麻烦，需要做产前诊断，听说产前诊断也是有胎儿月份限制的。

在抽完血二十几号的时候，我发现我怀孕了，当时真的是心情无比复杂啊！如果是普通人怀孕的话，那么肯定是欢喜的，但是我却是无比的担忧。在等待结果的那段日子里，无数次希望自己不是携带者！8月底结果出来了，很不幸，我和我妈都是携带者！

结果出来以后，下一步就是准备检查胎儿了，我们市里有两家医院可以做产前诊断，我是在其中一家医院建档的，然后就是挂产前诊断的号，预约羊水穿刺。11月1日去抽羊水，当时孕周是18^{+5}周，等待结果日子又是无比煎熬与痛苦！产前诊断的结果是11月27日出来的，结果是好的，感恩我的天使宝宝！感恩一切！

想确认自己是否是携带者，我劝大家最好尽早做检测，不要等到结婚生子的时候才去做检测。而在不清楚自己是否是携带者的情况下怀孕，一旦查出宝宝有问题需要终止妊娠的话，对身体伤害也比较大。

最后祝愿大家都能生下健健康康的宝宝！

一名女性血友病基因携带者的自述

（薛　峰　刘　葳　陈玲玲）

第二章

血友病的治疗

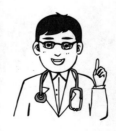

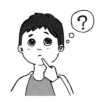

18. 血友病有哪些治疗方案?

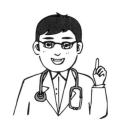

血友病目前无根治方法,唯一有效的治疗手段是替代治疗。所谓替代治疗,即通过补充缺乏的凝血因子(血友病A用FⅧ,血友病B用FⅨ),以达到止血或者预防出血的目的。

替代治疗可以分为按需治疗和预防治疗。

患者凝血因子活性、出血表现、关节评估结果、药品可及性、活动强度、血管条件、经济情况、医保类型等不同,常会对治疗方案产生影响,血友病患者可以与血友病中心的医生共同讨论适合自己的治疗方案。

知 识 拓 展

- **按需治疗**:发生出血后给予凝血因子替代治疗,用以止血、缓解疼痛、挽救生命及恢复出血部位功能。不足:无法减少重型/中间型患者的出血频率,无法阻止血友病性关节病的发生和发展。

- **预防治疗**:是指通过定期(如每周2~3次)凝血因子替代治疗,用于预防重型/中重型血友病患者的出血,可以减少出血频率,预防或减缓血友病性关节病的发生。不足:需要频繁静脉穿刺,药品可及性较差。

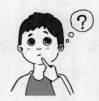

19. 血友病患者什么时候使用凝血因子?

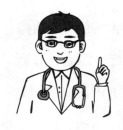

（1）**按需治疗的患者**：当身体出现出血症状如血尿、血便/黑便、外伤出血等，或关节疼痛、肿胀、麻木、针刺感等不适症状，确定或怀疑自己出血时就要立即使用凝血因子，尤其是怀疑关节/肌肉出血、严重部位出血，以及危及生命出血时，如头部外伤。及时用药不仅能达到减少出血、减轻疼痛的目的，还能减少因延迟使用凝血因子造成的身体伤害。

（2）**预防治疗的患者**：需要按照医生制订的预防治疗方案使用凝血因子，如注射频率、药物剂量，建议把预防治疗的时间放在早上工作或上学前。在预防治疗期间，仍有可能会发生出血，一旦怀疑出血也要及时用药。

（3）**其他**：如遇到一些特殊情况，如需临时增加活动量（如体育课、外出等）、侵入性操作前（如胃肠镜检查等）、小手术（如拔牙）等，均需要提前使用凝血因子。

20. 按需治疗输注凝血因子的原则？

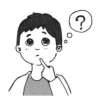

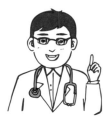

当确定发生出血时，输注凝血因子遵循"早期、足量、足疗程"的原则，最好在出血后2小时内输注足量的凝血因子。

当患者无法确定是否出血时，建议遵循"怀疑即用药"的原则，治疗越早，效果越好。

知 识 拓 展

- 以关节出血为例，通常情况下，关节出血常伴有关节疼痛、皮肤肿胀、发热、关节活动障碍等症状。当出现这些症状时，需要及时输注凝血因子止血。
- 还有一些情况，患者及家属不太容易判断是否出血，比如患者只有轻微异常感觉，活动也正常，这种情况下，即使患者没有明显疼痛、肿胀的感觉，也要输注凝血因子，避免因贻误治疗而加重出血。

21.

如果怀疑出血实际上并没有发生出血，输入凝血因子后会不会过量？对身体有什么危害？

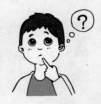

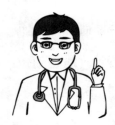

通常这种情况下输入凝血因子不会过量，对身体也不会有危害。

知识拓展

- 以重型血友病患者关节出血为例，关节出血后，在药品供应充足的情况下，一般会按照40%～60%的预期因子活性计算凝血因子用量。

- 正常人体内凝血因子活性范围为50%～150%，而重型血友病患者体内凝血因子<1%，在实际上并没有发生出血的情况下，输入40%～60%的凝血因子，也不会超过正常凝血因子活性水平，因此不会过量，也不会对身体有危害。

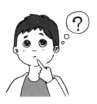

22. 出血后使用凝血因子，感觉治疗效果不好，怎么办?

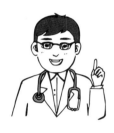

这种情况下一般考虑两个方面：一方面应考虑是否早期、足量、足疗程地使用凝血因子；另一方面还应考虑是否出现凝血因子抑制物，需要去医院检测。

知 识 拓 展

- 血友病患者出血后使用凝血因子感觉效果欠佳，首先需要根据自己的出血部位、严重程度评估凝血因子使用剂量是否充分，使用时长是否合适。
- 如果凝血因子使用不规范，治疗效果可能欠佳。血友病患者出血后的凝血因子预期水平及治疗疗程，可参考问题23。
- 如果凝血因子使用规范，则需要考虑检测凝血因子抑制物，必要时可检测凝血因子的回收率和半衰期。

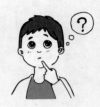

23. 患者进行出血自我管理时，用药剂量和疗程可以参考指南或共识吗？

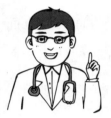

可以参考，但是首先得明确出血部位和严重程度，血友病患者只能对轻中度的出血进行自我管理。

很多血友病患者出血后，经常按照自己既往的经验用药，对于某个部位出血后要达到多高的凝血因子水平，还有需要输注几天，他们并不清楚，常出现治疗不规范的情况。

血友病患者可以参考借鉴《中华血液学杂志》发表的《血友病治疗中国指南（2020年版）》，凝血因子使用剂量和疗程可参考表2-1、表2-2。如果凝血因子比较充足，建议选择表2-1中的预期水平和疗程，止血效果更好。但是当发生重度出血及特殊病位出血时，要去血友病中心治疗。

表2-1 获取凝血因子不受限时的替代治疗方案

出血类型	血友病A		血友病B	
	预期水平（IU/dl）	疗程（天）	预期水平（IU/dl）	疗程（天）
关节	40～60	1～2（若反应不充分可以延长）	40～60	1～2（若反应不充分可以延长）
表层肌/无神经血管损害（除外髂腰肌）	40～60	2～3（若反应不充分可以延长）	40～60	2～3（若反应不充分可以延长）

血友病自我管理实践指导

出血类型	血友病A		血友病B	
	预期水平 （IU/dl）	疗程（天）	预期水平 （IU/dl）	疗程（天）
髂腰肌和深层肌肉，有神经血管损伤或大量失血				
起始	80～100	1～2	60～80	1～2
维持	30～60	3～5（作为物理 治疗期间的预防， 可以延长）	30～60	3～5（作为物理 治疗期间的预防， 可以延长）
中枢神经系统/ 头部				
起始	80～100	1～7	60～80	1～7
维持	50	8～21	30	8～21
咽喉和颈部				
起始	80～100	1～7	60～80	1～7
维持	50	8～14	30	8～14
胃肠				
起始	80～100	7～14	60～80	7～14
维持	50		30	
肾脏	50	3～5	40	3～5
深部裂伤	50	5～7	40	5～7
手术（大）				
术前	80～100		60～80	
术后	60～80	1～3	40～60	1～3
	40～60	4～6	30～50	4～6
	30～50	7～14	20～40	7～14
手术（小）				
术前	50～80		50～80	
术后	30～80	1～5（取决于手 术类型）	30～80	1～5（取决于手 术类型）

表2-2　获取凝血因子受限时的替代治疗方案

出血类型	血友病A		血友病B	
	预期水平（IU/dl）	疗程（天）	预期水平（IU/dl）	疗程（天）
关节	10～20	1～2（若反应不充分可以延长）	10～20	1～2（若反应不充分可以延长）
表层肌/无神经血管损害（除外髂腰肌）	10～20	2～3（若反应不充分可以延长）	10～20	2～3（若反应不充分可以延长）
髂腰肌和深层肌肉，有神经血管损伤或大量失血				
起始	20～40		15～30	
维持	10～20	3～5（作为物理治疗期间的预防，可以延长）	10～20	3～5（作为物理治疗期间的预防，可以延长）
中枢神经系统/头部				
起始	50～80	1～3	50～80	1～3
维持	30～50	4～7	30～50	4～7
	20～40	8～14	20～40	8～14
咽喉和颈部				
起始	30～50	1～3	30～50	1～3
维持	10～20	4～7	10～20	4～7
胃肠				
起始	30～50	1～3	30～50	1～3
维持	10～20	4～7	10～20	4～7
肾脏	20～40	3～5	15～30	3～5
深部裂伤	20～40	5～7	15～30	5～7
手术（大）				
术前	60～80		50～70	
术后	30～40	1～3	30～40	1～3
	20～30	4～6	20～30	4～6
	10～20	7～14	10～20	7～14
手术（小）				
术前	40～80		40～80	
术后	20～50	1～5（取决于手术类型）	20～50	1～5（取决于手术类型）

血友病自我管理实践指导

24. 重型血友病患者需要一直预防治疗吗?

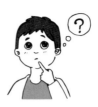

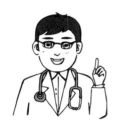

重型血友病患者提倡长期预防治疗以降低出血频率，减缓关节病变进程。

重型血友病患者自发出血可能性大，建议在发生第一次关节出血或严重的肌肉出血后，即可开始预防治疗，如果发生颅内出血，建议立即开始预防治疗。

知识拓展

- 根据预防治疗持续的时间，可以分为长期预防及短期预防或临时预防。
- 长期预防治疗目的是减少出血，是阻止关节病发生、发展的最佳方案。
- 短期预防或者临时预防：指患者进行一段时间（如3个月或6个月）的预防治疗，或在进行某些活动前，如某日出去旅游前，给予必要的预防治疗。

25. 预防治疗都有哪几种剂量方案？

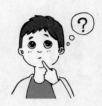

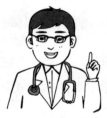

国际上并没有关于预防治疗统一的标准方案。目前欧美国家常用以下3种预防治疗方案。

（1）**大剂量方案**：每次25～40IU/kg，血友病A患者每周3次，血友病B患者每周2次。

（2）**中剂量方案**：每次15～30IU/kg，血友病A患者每周3次，血友病B患者每周2次。

（3）**升阶梯方案（仅限血友病A患者）**：每次50IU/kg，每周1次→每次30IU/kg，每周2次→每次25IU/kg，隔日1次。

基于我国实际情况，目前普遍采用低剂量方案，具体如下：血友病A患者，每次FⅧ制剂10IU/kg，每周2～3次；血友病B患者，每次FⅨ制剂20IU/kg，每周1次。

血友病患者在选择预防治疗剂量方案时，可以根据自己的凝血因子活性、出血表现、关节评估结果、药品可及性、活动强度、血管条件、经济情况、医保类型等情况，选择适合自己的预防治疗方案，并做阶段性调整，逐渐优化治疗方案。

26. 预防治疗可以改善受损伤的关节吗？

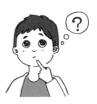

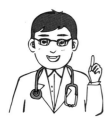

关节损伤主要包括关节腔内积液、滑膜增厚、滑膜内血管增生、软骨及骨质结构的改变。

预防治疗是否可以改善受损伤的关节，主要取决于关节损伤的程度。

（1）如果关节损伤程度较轻，只有关节腔内少量积液、滑膜增厚，预防治疗后一段时间内关节没有新发出血，关节腔内积液会慢慢吸收，增厚的滑膜也会好转一些。

（2）如果关节损伤程度较重，已经发生软骨甚至骨质的破坏时，预防治疗并不能起到修复的作用，只能阻断关节损伤的恶性循环，延缓关节病变的进程，让关节活动受限/畸形慢一些发生或不发生。

27. 血友病患者出血后怎样计算凝血因子首剂剂量？

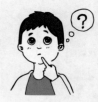

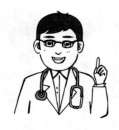

FⅧ首剂剂量计算公式：

首剂剂量（IU）＝体重（kg）×期望提高的凝血因子活性水平（％）×0.5

FⅨ首剂剂量计算公式：

首剂剂量（IU）＝体重（kg）×期望提高的凝血因子活性水平（％）

知识拓展

- FⅧ的理论半衰期为8～12小时，FⅨ的理论半衰期约为24小时。

- 如果血友病患者出血后需要输注多次凝血因子，可间隔1个半衰期后再次输注。

28. 血友病 B 患者使用凝血酶原复合物（PCC）进行预防治疗，需要注意什么？

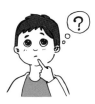

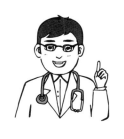

　　PCC 中含有 F IX，可以用于血友病 B 患者的按需治疗或预防治疗用药。

　　预防治疗时输注频率需要咨询血友病医生，不可直接参照血友病 B F IX 浓缩剂预防治疗的方案和频率。

知 识 拓 展

- 凝血酶原复合物（PCC）含有 F II、F IX、F X、F VII（部分产品中含有）这几种凝血因子。

- F II 在体内的半衰期较长，如血友病患者频繁输注 PCC，当 F IX 在体内消耗完全时，F II 在体内并没有完全消耗，致使体内的 F II 含量不断蓄积，长时间输注 PCC 会导致体内 F II 含量过高而致血栓风险增加。

- 某些血友病 B 患者关节手术术后也会长时间频繁输注 PCC，建议患者严格遵医嘱用药，不可自己调整 PCC 剂量，并注意观察有无静脉血栓的发生，如有肢体肿胀、疼痛时应制动，及时联系血友病医生做进一步检查。

29. 血友病患者可以拔牙吗？

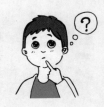

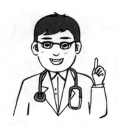

拔牙不是血友病患者的禁忌证，但是血友病患者不可盲目拔牙。

知 识 拓 展

血友病患者在拔牙前需要做以下几件事。

（1）检查凝血因子抑制物：患者产生抑制物后输注凝血因子效果降低甚至无效，如果盲目拔牙，出血情况会加重。

（2）制订凝血因子使用计划：血友病患者在拔牙前、拔牙后，都需要使用凝血因子来预防出血，而使用剂量及疗程需要血友病中心医生制订。

（3）听从口腔科医生建议：必要时需要进行X线检查，以了解牙根形态、数目、长度、拔牙是否困难等，保证拔牙时的安全。

30. 血友病患者牙龈出血怎么办？

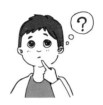

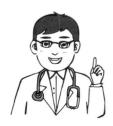

根据牙龈出血的严重程度、持续时间给予不同的处理。

知识拓展

- 如果牙龈出血量少、持续时间短、出血部位易寻找，可以给予口含冰水、按压、外用止血药等止血措施。
- 如果牙龈出血量多、持续时间长，则需要输注凝血因子，同时辅助按压、外用止血药物。
- 当牙龈反复出血时，建议患者到口腔科就诊，检查是不是存在牙周疾病，尽早治疗。

31. 血友病患者鼻出血怎么办?

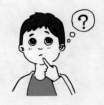

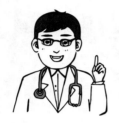

根据鼻出血的严重程度、持续时间给予不同的处理。

血友病自我管理实践指导

知识拓展

- 如果鼻出血量少、持续时间短,可以给予冷敷、按压、外用止血药等止血措施。
- 如果鼻出血量多、持续时间长,则需要输注凝血因子,同时辅助按压、外用止血药物。
- 如果鼻腔反复发生出血,需要到耳鼻喉科就诊,检查是否存在鼻腔黏膜异常等情况,尽早治疗。

32. 血友病患者关节出血怎么办？

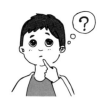

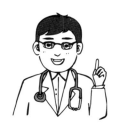

关节出血是血友病患者最常见的出血类型，也是血友病患者致残的主要原因。关节出血后，血友病患者需要"早期、足量、足疗程"的输注凝血因子治疗，治疗反应评价见表2-3。

（1）**早期**：关节出血后2小时内用药，越早越好。

（2）**足量**：预期凝血因子水平至少达到40%～60%，病情较重时需要更高水平的凝血因子。

（3）**足疗程**：间隔半衰期用药，1～2天后，如果反应不佳，可延长给药时间。

表2-3　对血友病急性关节血肿治疗反应评价

治疗反应	治疗措施
极佳	首剂注射8小时内，疼痛或出血完全改善，72小时内不需要进一步凝血因子替代治疗
良好	首剂注射8小时内，疼痛或出血明显改善，72小时内需要至少1次凝血因子替代治疗才能完全缓解
尚可	首剂注射8小时内，疼痛或出血轻微改善，72小时内需要至少1次凝血因子替代治疗，但未完全缓解
无效	首剂注射8小时内，疼痛或出血无改善或加重

注：以上治疗反应评价仅适用于凝血因子抑制物阴性、使用标准半衰期产品进行治疗的血友病患者。

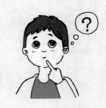

33. 血友病患者肌肉出血怎么办？

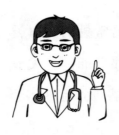

肌肉出血也是血友病常见的出血类型，常会引起肌肉肿痛，甚至剧烈疼痛，需要立即输注凝血因子治疗。如果不及时治疗，肿胀的血肿部位可能会出现压迫症状，如麻木、远端肌肉缺血、坏死、屈曲性挛缩和骨筋膜室综合征。

而一个部位长期反复肌肉出血易引起假肿瘤，后期治疗处理非常麻烦，血友病患者应避免形成假肿瘤。

知识拓展

- 世界血友病联盟（WFH）《血友病管理指南（第三版）》将深部肌肉如髂腰肌、小腿、前臂出血归类为严重出血。
- 肌肉出血的部位不恒定，常呈随机性，多见于常见的发力肌群，最常见的出血部位为髂腰部和腰部，其次是股四头肌、腓肠肌和前臂肌等。
- 肌肉出血的严重程度与凝血因子活性、涉及的肌肉群、血肿的大小、筋膜的范围有关。

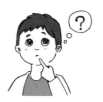

34. 血友病患者血尿怎么办？

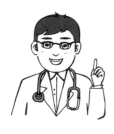

血尿属于严重出血，需要立即就医输注凝血因子，对于已经开展自我注射的家庭来说，可以先立即输注足量的凝血因子，再尽快赶往医院就诊。

知 识 拓 展

• 世界血友病联盟（WFH）《血友病管理指南（第三版）》将血尿归类为严重出血。

• 当血友病患者出现血尿时，需要立即输入凝血因子，预期凝血因子水平至少为50%，然后到医院明确病因及出血部位对症施治，及时解除病因，卧床休息直至出血停止，每日观察尿色是否变浅，多饮水排尿防止血凝块形成，保持局部卫生，避免感染。

35. 血友病患者消化道出血怎么办?

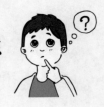

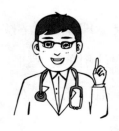

消化道出血属于危及生命的出血，患者应立即就医输注凝血因子。

对于已经开展自我注射的家庭来说，可以先立即输注足量的凝血因子，再尽快赶往医院就诊。

知识拓展

- 消化道出血常表现为呕血、黑便或血便等，轻者可无症状，重者伴有贫血及血容量减少，甚至休克。
- 血友病患者因体内凝血因子缺乏，发生消化道出血后不易止血。
- 《血友病管理指南（第三版）》将消化道出血归类为危及生命的出血。
- 因此，血友病患者发生消化道出血时，首先要立即输入凝血因子对症治疗，预期凝血因子活性为80%～100%；此后再到医院明确病因及出血部位，住院对症施治，患者和家属配合医生积极治疗。

36. 血友病患者颅内出血怎么办？

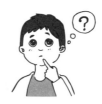

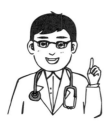

颅内出血属于危及生命的出血，当血友病患者出现或者怀疑颅内出血时，需要立即到医院就医。

对于已经开展自我注射的家庭来说，如果距离医院较远，可以先立即按预期100%的因子活性水平输注凝血因子，再尽快赶往医院就诊。

知识拓展

- 颅内出血时常会伴有头痛、恶心、烦躁、视物模糊等症状，但是在出血量比较少时，患者症状往往并不明显，有些患者甚至误以为自己是由感冒引起的头痛，没有加以重视，致使颅内出血加重而危及生命。

- 对于有头部外伤史的患者来说，无论是否出现以上症状，建议立即输注足量凝血因子，再尽快赶往医院进一步检查治疗。

- 对于低龄儿童患者，他们因年龄小，危险防范意识薄弱，常在生活中受到不同程度的头部外伤。这种情况下，家长一定要警惕儿童发生颅内出血，应立即给孩子输入凝血因子，然后去血友病中心进一步检查，同时观察患儿是否有头晕、头痛、恶心、呕吐、烦躁等颅内出血的表现。有时儿童虽然有头部外伤史，但是没有明显的颅内出血表现，一些家长会自行选择再观察观察，这种方法并不可取。

37. 什么是血友病性假肿瘤？

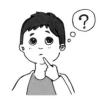

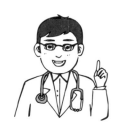

假肿瘤的本质是发生在肌肉内或骨骼内的一种囊性包裹的血肿，通常是血友病患者发生出血后因凝血因子替代治疗不充分，导致长期慢性出血的结果。

血友病性假肿瘤是发生在血友病患者身上一种少见但可能致命的并发症，一旦破溃，发生感染，会危及患者生命。

在血友病诊断能力不足及治疗药物欠缺的经济欠发达国家及地区的血友病患者更容易出现假肿瘤，而在医疗资源丰富的发达国家及地区，血友病性假肿瘤已非常罕见。

血友病性假肿瘤的发生和发展可以长达数年，随着疾病的发展还可能伴有骨质的破坏及溶解。

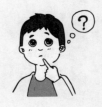

38. 血友病性假肿瘤怎么治疗?

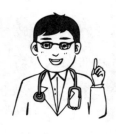

　　血友病性假肿瘤的治疗方法没有统一的指南规范，需要外科医生根据假肿瘤的部位、大小、内容物性质、与邻近组织器官的关系、对功能的影响等个体情况，综合制订相应的治疗方案。

知识拓展

- 假肿瘤治疗的目标是彻底清除假肿瘤，尽可能重建正常解剖结构。但是，当患者伴有组织破坏时，上述目标则难以达到。

- 清除假肿瘤最理想的方法是完整地切除，通常从囊壁的周围开始，但是某些重要的器官，如输尿管，往往会包含在假肿瘤之内，因此，很容易造成损伤。

- 假肿瘤的预防很重要，血友病患者应重视每一次肌肉出血，尽早治疗。

39. 轻型血友病患者应该选择哪种治疗方案？

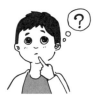

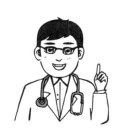
轻型血友病患者的凝血因子活性水平在5%～40%，一般很少出血，只有在损伤或手术后才发生。所以一般情况下，轻型血友病患者可以选择按需治疗。当然也有特殊情况，如果患者某次出血后没有规范治疗，或根本就没有治疗致使出血不能完全吸收，这就需要到血友病诊疗中心咨询，必要时可以短期预防治疗，甚至配合康复理疗以利于出血吸收。

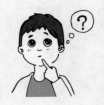

40. 血友病低龄儿童每周2～3次的注射频率有困难怎么办？

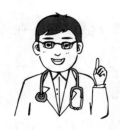

每周2～3次的注射频率对于低龄儿童（1～3岁）来说，的确非常困难。建议可以先从每周1次的注射频率开始，再根据出血和静脉通路情况逐步增加频次/剂量。

家长们需要注意的是，如果儿童是1周1次的注射频次，因FⅧ及FⅨ在体内的半衰期较短，血友病儿童注射凝血因子后的3～4天甚至更短的时间，凝血因子就消耗完了，体内的凝血因子活性水平又回到未使用凝血因子前的状态，后面几天有自发出血的可能，因此，家长们要格外注意儿童的安全。

对于一些每周要参加活动（如早教班）的儿童，当天活动量会比平时大，因此出血风险也会增加，家长可以将注射凝血因子的时间选择在当天早上，以保证儿童活动时的安全。

病友对你说

预防治疗使我对生活充满希望！

姓名：赵某　诊断：血友病　性别：男

我是一名重型血友病患者，早就听说国外发达国家的血友病患者，即使不出血也要定期注射凝血因子来预防治疗，也知道这是一种先进的治疗理念。但在过去的很长一段时间里，由于高昂的医药负担，预防治疗对我们这些血友病患者来说却是可望而不可及的。

国家日益完善的医保政策给血友病患者带来了福音。随着个人承担医药费用的降低，我的治疗状况也逐渐得到了改善，一有出血就及时注射凝血因子的按需治疗方案，基本能够得到保障。

然而，及时的按需治疗却没能改变我的关节和肌肉频繁出血的状况。那时候，一次用药治疗常常只能维持四五天的平安，很快就又出现下一次出血。有时，我甚至会在一次轻微的出血后略感庆幸，庆幸用药之后的几天总算可以把悬着的心放下片刻了。

改变发生在2011年，那年我参加了一次血友病公益宣教活动。活动中，中国医学科学院血液病医院的医生为我们介绍了按需治疗的弊端和正在探索中的低剂量预防治疗。我也了解了，每一次出血，即使非常轻微并及时得到用药治疗，仍然会对关节、肌肉造成损害，日积月累之下就会出现靶关节反复出血、血友病性关节炎等严重后果。

如果想要避免出血，最有效的办法就是预防治疗。通过医生深入细致地讲解，我才了解到，原来预防治疗并不像我之前想象的那样遥不可及，根据个体情况适量降低用药剂量和用药频次的预防治疗，费用虽然仍比按需治疗要高些，但却是可以承受的。

"经济"账算清楚了，那么低剂量预防治疗的效果又如何呢？会不会出现"预不能防"的情况呢？预防治疗期间若依旧频繁出血，再加上额外的用药，费用岂不是难以负担了？我内心虽有这些疑虑，但还是决定要在医生的指导下试一试这个新的治疗方案。

所谓低剂量的预防治疗，并没有一套精确的计算公式，可以直接适用于每一位患者。因为病友们对药物的反应存在个体差异，所以就需要参照凝血因子的半衰期、个人体重、出血次数、关节超声等，逐渐摸索出一个适合于个体的最佳

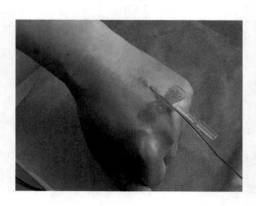

方案。进行预防治疗的另一个重要条件，是要尽可能做到家庭治疗、自我注射。对我来说，每次预防治疗都去医院用药显然是极为不方便的。为此，我还专门学

习了自我注射的方法，平时的预防治疗也都是在家中自行完成的。

我的体重大约60公斤，最初尝试采用的预防治疗方案是每4天注射600单位的凝血因子。这个用药剂量和频率算是比较保守的了，但我还是有了明显向好的变化。原来频繁的关节、肌肉出血不再出现，只是偶尔在需要预防治疗的当天或前一天会有轻微出血或疑似轻微出血的情况。备受鼓舞之余，我和医生商量后决定根据出血情况调整治疗方案，从原来的每4天使用1次改为每3天使用一次，药物剂量也从原来的每次600单位增加到800单位。乘胜追击，向余下不多的几次自发出血宣战！

现在，24岁体重75公斤的我，已经找到了最适合自己的预防治疗方案——每3天注射1000单位凝血因子。我的方案算是一个低剂量预防治疗，但是基本不会出现自发出血了。多数情况下，即使有轻微的磕碰也不会造成出血。个别情况下出现的出血，也都是非常轻微的，我通常会在第一时间加大剂量用药争取尽快止血，尽量减少出血造成的影响。原来在按需治疗期间，我还曾多次出现过自发性血尿，预防治疗后，血尿再也没有出现过。随着身体一天天地转好，我的活动范围和活动量也逐渐扩大，基本上每天都会去公园散步，可以毫不困难地行走2000多米的路程。

预防治疗配合着适量的身体锻炼，极大地改善了我之前反复出血、已成为靶关节的右踝关节。近几年来，右踝关节不仅极少再有出血，而且经关节超声评估，该关节的评分已由最初的8分降至6分。预防治疗的益处在我身上得到了真切的体现。

严冬过后是春天，风雨过后见彩虹！预防治疗对我的影响不只是身体方面的，它还让我看到了美好的前景与生活的希望，让我的精神也像身体一样，更加健康，更加自信，更加阳光！我相信，在广大的医护工作者和关爱血友病的社会各界人士的共同努力下，我们血友病患者的明天一定会更加美好！

一位血友病患者的自述

病友对你说 摆脱轮椅，重新站立！

姓名：王某　诊断：血友病　性别：男

我是一名重型血友病患者，2008年以前我一直是按需治疗，每月出血4～5次，已经有10年的轮椅生活。

2008年我参加了一次当地血友病中心举办的健康教育活动，**血液科医生介绍了一种新的治疗理念，就是预防治疗。**医生用很多图片和表格给我们介绍了预防治疗的好处，可以降低出血率，降低远期并发症发生率，提高生活质量等。活动之后我问医生，我坐轮椅可不可以进行预防治疗。医生说可以，任何时候开始预防治疗都不算晚，都比按需治疗要好。

活动之后我开始了预防治疗，对我来说，不仅在身体上避免了出血带来的疼痛和活动限制，也从心理上让我不必时常担忧活动中随时可能发生的出血风险，更加为我之后进行康复理疗并从此摆脱轮椅生活奠定了坚实的基础。

我的预防治疗经验：预防治疗初期需要一段时间来摸索注射频率与药物用量，可以先按照医生的指导开始规律地用药，再根据自己的出血频率和能够接受的注射频率找到适合自己的每次用药量与间隔时间，进而能够根据活动量大小等因素适时调整用药。

在预防治疗时如果有出血的情况仍然应当及时注射凝血因子止血。在找到注射次数与用药量的平衡后，出血次数会明显减少，稳定的用药频率也使注射不再烦琐和痛苦。

当人的年龄和体重等有所变化的情况下，可能会发现以往的用药规律"失效"，此时也需要适当作出调整，在已经熟悉预防治疗方法后进行调整也会变得很简单。

一位血友病患者的自述

病友对你说

姓名：丁某　诊断：血友病　性别：男

　　我是一名重型血友病A患者，今年45岁。在我的记忆中，鼻子、牙齿和各个关节总是出血。在2002年6月2日下午，一场意外的车祸，我的髌骨和股骨粉碎性骨折，在医院抢救了10.5小时后，医生给我打上石膏，之后回到了家中。**从此我的日子便在床上度过，这一躺就是近7年的时间。**

　　在2003年的春天，我的左髋关节由于出血压迫腿部神经，导致局部神经坏死，肌肉萎缩，完全失去了知觉。面对这样的事情，我真的是更加绝望了。接下来没想到的是更大的考验再次降临，那年夏天的一个晚上，由于两个喷嚏，引起了我的右腿骨折处再次出血、肿胀、疼痛，从此我左侧卧在床上一躺就是一年零七个月的时间。在这期间我不知道流了多少眼泪，随着时间的延长，我的腿肿胀腐烂的症状越来越严重了。

　　2008年3月我去医院检查拍片，看到骨头腐烂得非常严重了。五一期间腿部开始变黑往外流淤血了，剧烈的疼痛让我难以忍受，那段时间真是"生不如死"。圣诞节前夕，大量的淤血流出，并且剧烈的疼痛让药物都失去了作用，眼前变得模糊，看不清任何东西。就在12月24日平安夜那天，我接到电话，可以去中国医学科学院血液病医院做手术。听到这个消息，我们全家人都高兴得哭了。

2008年12月28日，我们全家和亲人们怀着盼望和喜悦用担架把我送到车上，一路赶到了天津。第二天血友病医生和外科医生来病房看我，细心地询问了我的病情和特殊的家庭状况。接下来的时间就是安排为我做检查，准备做手术。可是没想到的是，检查下来的结果非常糟糕，医生说我的腿部股骨的骨质部分破坏很严重，又加上血糖高，在医学界看来是一个难题，因为手术成功率非常低。但专家和医护人员没有放弃，而是精心的制订手术方案。那些日子里，院所的医护人员对我和家人都非常关爱，给我们全家很多帮助，让我们都感受到无比的温暖。

我的手术在国际上是第三例、国内是首例，整个手术过程输血和血制品用了近10 000毫升。当我在手术台上经过近10个小时醒过来时，我的家人们都流下了感恩的泪水。此时此刻，我真真正正感受到"活着真好"！感恩手术成功还能继续活着！

康复的日子里，我更是看到医护人员每天跑前跑后、不分昼夜地看护照料我，以至于眼睛都布满了血丝。这些我都看在眼里，记在心里，哪能让我们不受感动呢？这个年我也是在医院度过的，也感受到了医务人员的温暖，记得大年初二的早晨，有位护士的妈妈清早天不亮就给我们包了水饺，

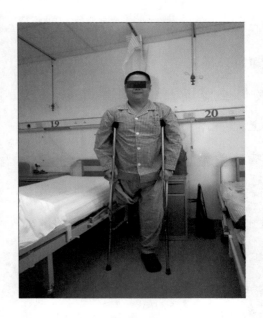

让护士带到病房给我们吃，我们大受感动，眼里噙满了泪水，再次感受到医院有着家的温馨和温暖。对我和我的家人来说，看到每位关心我的医护人员为我们的辛劳付出，这种心情是我们用语言表达不出来的，也是叙说不尽的。

现在的我身体非常好，拥有一个幸福的四口之家，我也成为了两个儿子的父亲。我现在生活非常幸福，两个儿子也很健康，也非常的可爱。更是遇到了一位与我患难与共、不离不弃的妻子。对我们来说，天津真是我的第二故乡！我和我的家人永远记得，永远不会忘记天津和血研所。因为正是血研所给了我第二次生命！

一位血友病患者的自述

（薛 峰 刘 葳 陈玲玲）

第三章

血友病的护理和家庭治疗

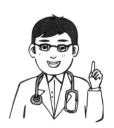

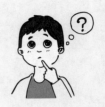

41. 什么是家庭治疗？

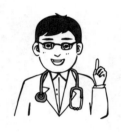

血友病患者和/或家庭成员接受正规训练后，在家中对可能或已经出现的出血进行预防、评估和治疗，这种方式称为家庭治疗。

家庭治疗不仅包括自我注射，还有出血后的处理，比如关节出血后，要休息、冷敷、制动、抬高，这些护理措施也都需要患者向血友病中心医务人员学习。

知识拓展

- 家庭治疗可以使患者在出血后立即获得凝血因子，从而使患者的出血情况得到及时控制，减少疼痛，避免从家到医院因路途辗转、活动加剧，造成出血情况加重。
- 从长远角度讲，家庭治疗可以降低患者肢体功能障碍和残疾的发生率，提高生活质量，回归正常生活。
- 实施家庭治疗后，血友病患者也可以正常上学、工作，参加社会活动，实现自身价值，也可以旅游看看世界，实现梦想不再是想都不敢想的事情。

- 在国外尤其是美国、加拿大等发达国家，家庭治疗开展较早，模式已经非常成熟，血友病患者和家属能够很好地在家庭中进行自我注射及自我管理。
- 中国的血友病家庭治疗开展较晚，2001年11月全国血友病研讨会确定家庭护理为血友病综合关怀重点之一，2004年中国血友病协作组（HTCCNC）成立，旨在推动血友病综合关怀治疗，近年来各地区开始逐渐开展血友病家庭治疗。

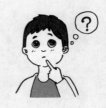

42. 按需治疗也需要家庭治疗吗?

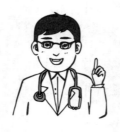

　　按需治疗是出血后输注凝血因子,选择家庭治疗还是非常有必要的,它能使血友病患者在出血后立即获得凝血因子,实现最佳早期治疗,快速止血,减少疼痛、功能障碍和远期残疾,并显著减少因并发症导致的住院、缺勤、旷工等。

血友病自我管理实践指导

知 识 拓 展

- 《中国血友病管理指南(2021版)》建议出血后2小时内输注足量的凝血因子,如果患者还没有开展家庭治疗,出血后就需要去医院治疗,挂号、排队,再加上路途奔波,不仅延迟了使用凝血因子的时间,出血加重的风险也会增加。

- 如果患者学会了自我注射,家中常备凝血因子,就可以在出血后立即输注凝血因子,尽早控制出血,减少并发症。

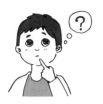

43. 哪些患者可以进行家庭治疗？

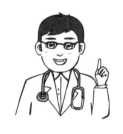

不是所有血友病患者都适合家庭治疗。

一般来说，是否适合家庭治疗，应当由血友病中心的医生、护士、患者和家属共同商定，需要考虑患者的治疗方案、输注的频次、是否有合适的静脉、家庭成员的心理状态、自我注射的技能、家庭是否具备储存药物的条件等多方面因素，只有对以上内容作出全面评估后才能决定是否适合家庭治疗。

家庭治疗主要适用于无并发症的关节、肌肉出血，轻微损伤及不需要缝合的割裂伤，鼻出血及血尿的早期治疗。

家庭治疗不适合用于高滴度抑制物的患者、外周静脉通路建立困难的婴幼儿。严重而持续的出血、开放式伤口及危险部位的出血不能只进行家庭治疗，应在家庭紧急注射凝血因子后尽快就医，以免延误治疗。

第三章 血友病的护理和家庭治疗

44. 开展家庭治疗要满足的基本条件有哪些?

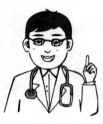

（1）经医护人员评估并同意，患者及家属必须接受医务人员培训后，能够充分掌握自我注射的知识和技能，才能开展家庭治疗。

（2）患者家庭环境保持安全、清洁，药物储存在2～8℃的环境中，不得冷冻，避光保存。

（3）患者及家属了解血友病基础知识，能够判断出血的严重程度，知晓哪些情况必须就医，会实施辅助措施（PRICE法）。

（4）患者及家属会根据出血部位计算凝血因子使用剂量，掌握凝血因子的配制、输注方法和注意事项等，并做好出血记录。

（5）患者血管条件较好，治疗时较配合。

（6）患者及家属了解不良反应的常见症状及应急处理方法，能够及时就医。

（7）患者及家属掌握医疗废物（如针头或锐器等）的正确处理方法。

（8）与血友病综合关怀团队尤其是血友病中心的护士保持稳定的联络，能够遵医嘱用药，定期进行随访。

血友病自我管理实践指导

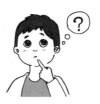

45. 开展家庭治疗后有哪些注意事项?

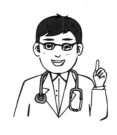

在开展家庭治疗后，患者和家属需要注意以下几个方面。

（1）参加血友病健康教育讲座，学习血友病相关知识，提高评估与自我管理能力。

（2）与综合关怀团队及"血友之家"紧密联系。

（3）准确记录出血情况、治疗措施与效果，及时向血友病中心反馈。

（4）定期咨询血友病中心护士，定期随访。

知识拓展

- 开展家庭治疗也是有一定风险的。例如，患者和/或家属不能评估出血的严重程度，可能误诊、延误治疗时机；患者出血后的治疗不恰当、治疗不足或浪费凝血因子药品；不能正确注射或者妥善储存凝血因子药品；存在针刺伤和感染的风险等。

- 在开展家庭治疗后，患者和/或家属还要持续学习相关知识，并定期与血友病中心的医护人员沟通。

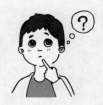

46. 凝血因子过了有效期还可以使用吗？

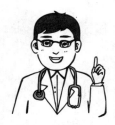

凝血因子过了有效期，无论有没有开封，都不能继续使用。

知识拓展

- 所有药品都是有有效期的，一旦过了有效期，药品质量和药效无法保证，因此，即使药品是完整、未开封的，也不能使用。

- 血友病患者因其疾病的特点，家里会常备有一定数量的凝血因子，建议患者或患儿家长每次到医院取凝血因子回家后，按照凝血因子的有效期重新排列顺序，将近有效期的凝血因子放在前面，尽早使用。

- 患者要养成定期检查凝血因子有效期的良好习惯，优先使用有效期较近的药品，并在有效期内使用。

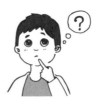

47. 凝血因子的静脉输液工具有哪些？如何选择？

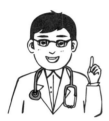

目前我国血友病患者输注凝血因子多使用一次性头皮针，此外，还可以选择静脉留置针、中心静脉导管。

静脉留置针适合短期输液，中心静脉导管适合中长期输液，但是需要定期到二级以上医院进行维护，在使用过程中可能出现并发症，需要患者和家属同医务人员一起权衡利弊，共同决定使用何种输液途径。

知识拓展

- 目前越来越多的血友病患者开始逐渐接受预防治疗。预防治疗需要频繁地注射凝血因子，反复静脉穿刺对于血友病患者和患儿家长来说，将是一个挑战。现对目前可用于凝血因子输注的输液工具进行介绍，便于患者和患儿家长合理选择输液途径。

- 输液工具分为外周静脉输液工具和中心静脉输液工具。外周静脉输液工具包括一次性头皮针和静脉留置针；中心静脉输液工具包括经外周静脉穿刺置入的中心静脉导管（PICC）、中心静脉导管（CVC）、植入式中心静脉输液港（PORT）。

（1）**一次性头皮针**：适用于短期输液治疗，且每次输液时间小于4小时的患者（图3-1）。对于血友病患者来说，静脉穿刺简单易学、便于操作、费用也较低。当血友病患者出血较轻时，只需要输注1～2次就可以止血，选择一次性头皮针比较合适。但是一次性头皮针也有缺点，患者每次输注凝血因子都要重新进行穿刺，且不能保证一次穿刺成功，长期静脉穿刺会损伤血管内皮，使血管弹性变差、脆性增加，严重时可形成静脉炎，增加穿刺难度。血友病患者静脉穿刺时，选择针头较细的头皮针（23G或25G），轮流交替使用血管，避免在同一根血管反复穿刺。穿刺处愈合后可用薄土豆片或多磺酸黏多糖乳膏（喜疗妥）沿血管方向外涂穿刺处皮肤，预防和治疗静脉炎，起到保护血管的作用。

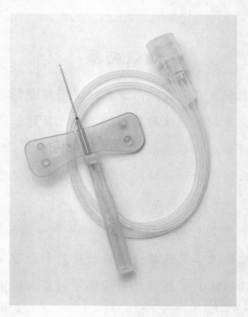

图3-1　一次性头皮针

（2）一次性静脉留置针：静脉留置针可保留72～96小时，适用于短期连续多次输液（图3-2）。当血友病患者出血较严重时，需要连续输注几天凝血因子，为减少静脉穿刺次数，选择静脉留置针比较合适。使用留置针期间，要注意避免贴膜沾水，穿刺侧手臂不要用力活动以防止针管内回血。如果发现针眼处出现红、肿、热、痛或者贴膜卷边翘起，及时通知护士进行处理。

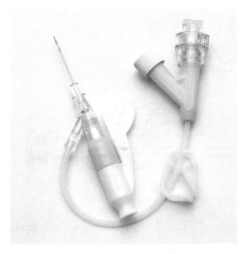

图3-2　一次性静脉留置针

（3）中心静脉导管：主要包括PICC（图3-3）、CVC（图3-4）和PORT（图3-5）。PICC最长可留置1年，CVC最长可留置1个月，PORT可长期留置。从留置时间看，PICC和PORT更适合血友病患者长期留置。无论选择哪种中心静脉导管，都需要定期到医院维护。在留置过程中会有感染、血栓、导管异位、导管打折、断管等风险。PICC留置期间，穿刺侧肢体避免提重物，避免盆浴、游泳等活动。

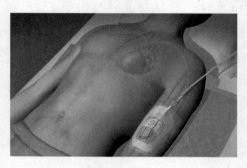
图3-3　PICC

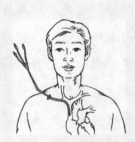
图3-4　CVC

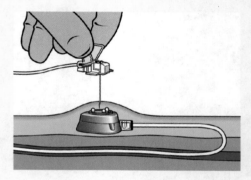
图3-5　PORT

　　综上所述，无论是外周静脉输液工具还是中心静脉输液工具，都有各自的优缺点，血友病患者在选择静脉输液工具时，应综合考虑受益和潜在的风险，选择适合自己的静脉输液工具。

48. 血友病患者怎样学习自我注射？

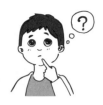

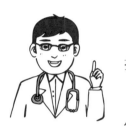

可以和当地血友病中心联系，向血友病护士学习自我注射技能。

学习之前您可以先登录中国血友之家的官方网站（http：//web.bjxueyou.cn）观看自我注射视频，对自我注射的操作流程有个初步了解，以便能更好地向护士学习。该网站还有很多血友病知识和一些救助项目，您也可以一起关注。另外，学会自我注射技能之后，也要定期到血友病中心评估技能，纠正不规范的操作，避免不良事件的发生。

知识拓展

- 自我注射是家庭治疗中非常重要的环节：①对于按需治疗的患者，可以在出血后第一时间使用凝血因子，有效减少出血；②对于预防治疗的患者，自我注射是规律预防治疗的基础，只有掌握了自我注射技能，才能更好地进行预防治疗，避免因"每次去医院还得挂号、排队，还有路途上的时间，实在不方便""活动量小，晚一天输注也可以""孩子去医院打针，我总得请假，时间长了总不太好"等原因无法持续预防治疗。所以，学会自我注射还是非常有必要的。

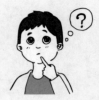

49. 血友病患者自我注射需要做哪些准备？

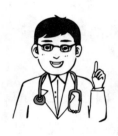

（1）**物品准备**：凝血因子，安尔碘，无菌医用棉签，止血带，一次性输液贴，一次性注射器，一次性头皮针（推荐使用23G或25G蝶形针），利器盒，出血记录本，体温表，抗组胺药，一次性输血器（输注血源性凝血因子时使用）。

（2）**环境准备**：安静，光线充足，操作台应清洁干燥。

（3）**清洁双手**：流动水下肥皂洗手，如手部无可见污染物，可用消毒凝胶洗手。洗手方法见图3-6～图3-12。

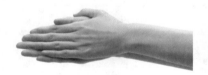

图3-6　掌心相对，相互揉搓

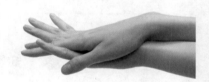

图3-7　掌心对手背揉搓，交替进行

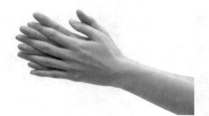

图3-8　手指交叉，掌心对掌心互相揉搓

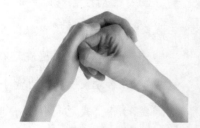

图3-9　弯曲手指揉搓手部关节，交替进行

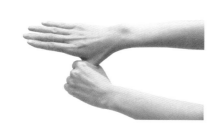

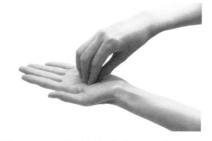

图3-10　握住对侧大拇指旋转揉搓，交替进行

图3-11　五指并拢放在对侧掌心揉搓，交替进行

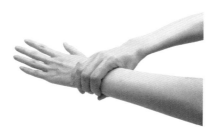

图3-12　旋转揉搓腕部，交替进行

50. 血友病自我注射物品的有效期？

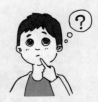

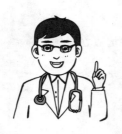

物品的有效期是血友病患者在家庭治疗中经常忽略的一个问题。

因疾病特点，血友病患者需频繁注射凝血因子，家庭中会常备一次性耗材，如一次性头皮针、一次性注射器、安尔碘、无菌医用棉签等，有效期都会印刷在外包装上，患者使用时应仔细检查并在有效期内使用。

值得注意的是，开封后的物品也有保存时效。

（1）安尔碘开封后有效期为7天。

（2）无菌医用棉签开封后有效期为24小时。

（3）单次输液后未用完的生理盐水或5%葡萄糖注射液应弃去。

51. 凝血因子的储存、配制与输注？

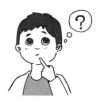

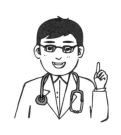

（1）**储存**：为保证疗效，凝血因子须保存在冰箱的冷藏室内，2～8℃，切忌冷冻。家中最好单独配备小冰箱存放凝血因子，每日观察冰箱温度，确保在正常温度范围内。如果家中没有单独的小冰箱，也可准备一个专用的清洁、干燥的储存箱（盒），将凝血因子放在里面，单独放置在冰箱的一层，与周围蔬菜水果隔离开，定期清理保持储存箱（盒）清洁干燥，避免污染。

（2）**配置**：从冰箱取出凝血因子，静置至室温25～37℃，去除瓶盖，消毒瓶口（顺时针、逆时针消毒整个瓶盖及侧面至少各一遍），待干使用。将稀释液沿瓶壁缓慢注入凝血因子药瓶内，不可剧烈摇晃，待药瓶内的液体变得澄清透明无异物时，方可抽吸药液。对于凝血酶原复合物，复溶后的液体可为无色、淡黄色、淡蓝色或黄绿色。

（3）**输注**

1）血浆源性凝血因子：给药方式为静脉滴注，需要使用输血器输注，滴注速度一般以每分钟60滴左右为宜。血浆源性凝血因子配置后应马上使用，最好在1小时内输完。

2）重组人凝血因子：给药方式为静脉注射，用注射器静脉推注，一般为1～15分钟内推注完毕。重组人凝血因子配置后最好在3小时内使用。

备注：各类凝血因子使用注意事项见表3-1。

表3-1 各类凝血因子使用注意事项

凝血因子种类	药品名称	商品名	企业名称	药品性状	溶媒	药品复溶后性状	输注方式	给药速度	注意事项
血浆源性凝血因子	人凝血因子Ⅷ	—	山东泰邦生物制品有限公司	乳白色疏松体	灭菌注射用水（药品自带10ml）或5%葡萄糖注射液	无色澄明液体，可带轻微乳光	输血器静脉滴注	一般以每分钟60滴左右为宜	复溶后应立即应用，并在1小时内输完
	人凝血因子Ⅷ	康斯平	华兰生物工程股份有限公司	白色、乳白色疏松体	药品自带的稀释液	无色澄明液体，可带轻微乳光	输血器静脉滴注	一般以每分钟60滴左右为宜	复溶后应立即应用，并在1小时内输完
	人凝血因子Ⅷ	—	上海新兴医药股份有限公司	乳白色疏松体	灭菌注射用水或5%葡萄糖注射液（按瓶签的标注射量20ml）	无色澄明液体，可带轻微乳光	输血器静脉滴注	一般以每分钟60滴左右为宜	复溶后应立即应用，并在1小时内输完
	人凝血因子Ⅷ	—	同路生物制药有限公司	乳白色疏松体	灭菌注射用水（药品自带20ml）或5%葡萄糖注射液	无色澄明液体，可带轻微乳光	输血器静脉滴注	一般以每分钟60滴左右为宜	复溶后应立即应用，并在1小时内输完
	人凝血因子Ⅷ	—	国药集团上海血液制品有限公司	乳白色疏松体	灭菌注射用水（200IU/瓶，溶解注20ml）	无色澄明液体，可带轻微乳光	输血器静脉滴注	一般以每分钟60滴左右为宜	复溶后应立即应用，并在1小时内输完
	人凝血因子Ⅷ	海莱士	上海莱士血液制品股份有限公司	乳白色疏松体	灭菌注射用水或5%葡萄糖注射液（按瓶签的标注射量20ml）	无色澄明液体，可带轻微乳光	输血器静脉滴注	一般以每分钟60滴左右为宜	复溶后应立即应用，并在1小时内输完

续表

凝血因子种类	药品名称	商品名	企业名称	药品性状	溶媒	药品复溶后性状	输注方式	给药速度	注意事项
	人凝血因子Ⅷ	—	绿十字（中国）生物制品有限公司	乳白色疏松体	药品自带的稀释液	无色澄明液体，可带轻微乳光	输血器静脉滴注	一般以每分钟60滴左右为宜	复溶后应立即应用，并在1小时内输完
	人凝血酶原复合物	—	山东泰邦生物制药有限公司	白色或灰绿色疏松体	灭菌注射用水（药品自带20ml）或5%葡萄糖注射液	无色、淡蓝色或黄绿色澄明液体，可带轻微乳光	输血器静脉滴注	滴注速度开始要慢，约15滴/分钟，15分钟后稍加快滴注速度（40～60滴/分钟）	复溶后立即应用，室温下储存不得超过3小时
	人凝血酶原复合物	普舒莱士	上海莱士血液制品股份有限公司	白色或灰绿色疏松体	灭菌注射用水或糖注射液（复溶后总体积约为10ml）	无色、淡蓝色或黄绿色澄明液体	输血器静脉滴注	滴注速度开始缓慢，15分钟后可稍加快滴注速度	复溶后尽快给药，室温下储存不得超过3小时
	人凝血酶原复合物	康舒宁	华兰生物工程股份有限公司	白色或灰绿色疏松体	药品自带溶解液	无色、淡蓝色或黄绿色澄明液体	输血器静脉滴注	滴注速度开始要慢，约15滴/分钟，15分钟后稍加快滴注速度（40～60滴/分钟）	复溶后尽快给药，室温下储存不得超过3小时

凝血因子种类	药品名称	商品名	企业名称	药品性状	溶媒	药品复溶后性状	输注方式	给药速度	注意事项
	人凝血因子IX	—	山东泰邦生物制药有限公司	白色疏松体或粉末	10ml灭菌注射用水	无色澄明液体，可带轻微乳光	静脉滴注	给药速度根据患者反应而定，一般不超过3ml/min	复溶后应立即使用
重组人凝血因子	注射用重组人凝血因子VIII	科跃奇	Bayer Health Care LLC	白色至浅黄色粉末	2.5ml灭菌注射用水（药品自带）	无色澄明液体	静脉注射	1～15分钟，依据患者的反应调整给药速度	复溶后尽快给药，室温下储存不得超过3小时
	注射用重组人凝血因子VIII	百因止	Baxter Bioscience Manufacturing Sàrl	白色或淡白色易碎粉末	5ml灭菌注射用水自带	无色澄明液体	静脉注射	以患者舒适者为宜，最快不超过10ml/min	
	注射用重组人凝血因子VIII	任捷	Wyeth Farma S.A.	白色饼状物	4ml 0.9%氯化钠溶液（药品自带）	无色澄明液体	静脉注射	成人静脉注射。应在几分钟内完成静脉注射。根据患者的舒适程度调节注射速度	复溶后尽快给药，室温下储存不得超过3小时

81

续 表

凝血因子种类	药品名称	商品名	企业名称	药品性状	溶媒	药品复溶后性状	输注方式	给药速度	注意事项
注射用重组人凝血因子Ⅷ	安佳因	神州细胞工程有限公司	白色至类白色疏松体或少许粉末	4ml灭菌注射用水（药品自带10ml）	无色澄明液体	静脉注射	通常应在儿分钟内完成静脉注射。根据患者的舒适程度和耐受性调节注射速度，不宜超过5ml/min	复溶后尽快给药，低于37℃条件下不得超过3小时
注射用重组人凝血因子Ⅸ	贝赋	Wyeth Farma S.A.	白色饼状物	5ml 0.234%氯化钠溶液（药品自带）	无色澄明液体	静脉注射	缓慢静脉注射，一般不宜超过4ml/min，可根据患者的舒适速度调整给药速度	复溶后尽快给药，室温下储存不得超过3小时

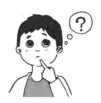

52. 血友病患者抽吸药液时总是抽吸不净怎么办?

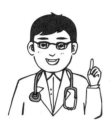

很多患者和家属在抽吸药液时，经常会有抽吸药液不净、药液残留的情况，造成药液的浪费。

血友病患者抽吸药液时，可将药瓶倒置，将注射器的针头插入药瓶内抽吸，当瓶内药液只有少量时，使针头的斜面或侧孔位于最低处，边拔针头边抽吸药液，可将药液吸净（图3-13）。

有时我们会发现，即使按照上面的方法抽吸药液，药瓶内还是会有药液残余，此时可调整空瓶和注射器的角度，使注射器针头的斜面或侧孔位于药瓶胶塞的缺口处，抽吸药液（图3-14）。

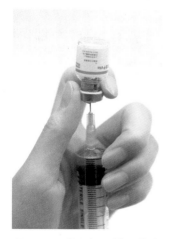

图3-13　药瓶倒置抽吸药液

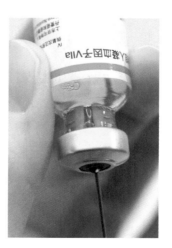

图3-14　调整空瓶和注射器角度抽吸药液

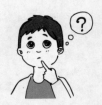

53. 血友病患者配制药液时怎样排气?

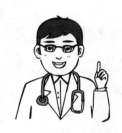

排气也是自我注射过程中血友病患者和家属经常遇到问题的环节。排气前首先要检查注射器和一次性头皮针连接是否紧密,排气时缓慢向上推动针栓,使针筒内的空气经由连接好的一次性头皮针排出。

考虑到因注射器的乳头位置不同要调整排气时注射器的角度,为大家配图表示。

图3-15为注射器的乳头在中间时,注射器保持直立,向上缓慢推动针栓,直至空气自注射器的针头排出。

图3-16为注射器的乳头在侧方时,注射器稍倾斜保持乳头向上,向上缓慢推动针栓,直至空气从注射器的针头排出。

注意:当患者使用多支重组凝血因子需要更换注射器时,要小心连接注射器和头皮针,避免产生气泡。

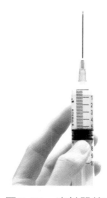
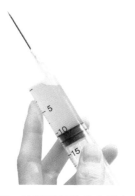

图3-15　注射器的乳头在中间　　　　图3-16　注射器的乳头在侧方

注：图片中注射器内的液体颜色为示意图，并非凝血因子溶液。

第三章　血友病的护理和家庭治疗

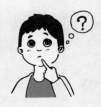

54. 静脉推注药液时发现一次性头皮针内有一段空气怎么办?

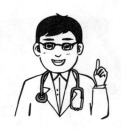

排气时可能会因为操作不熟练,导致头皮针内产生了一段空气。

(1)如果这时还没有进行静脉穿刺,可以再次进行排气。

(2)如果已经完成静脉穿刺,可适当回抽静脉血使空气回入注射器内,并调整注射器的角度,使空气始终上浮在药液的上方再推注药液,当所有药液推注完毕空气即将进入头皮针时,停止推注,拔除针头,避免空气进入体内。

虽然这种方式可以暂时处理注射器内有空气的情况,但是建议患者还是要在平时多加练习,熟练操作,尽量避免这种情况的发生。

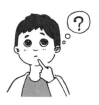

55. 血友病患者自我注射时怎样挑选血管？

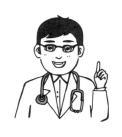

血管分为动脉和静脉，血友病患者自我注射时要选择静脉血管进行穿刺。

血友病患者在挑选血管时，首选粗、直、弹性好的血管，避开肌肉群丰富的部位（如前臂）。患者可选择手背静脉、肘部静脉、足背静脉等。

对于位置较深的血管，血友病患者通常不容易观察到，也不容易看清血管方向，可以向血友病护士学习寻找静脉的方法，使用红外线血管显像仪辅助寻找血管位置，并辅助查看血管走向。

频繁注射的患者应注意保护血管，平时可用多磺酸黏多糖乳膏（喜辽妥）来保护血管，预防静脉炎。如发生静脉炎，不可再在该部位注射，可外敷治疗敷贴（如水胶体敷贴）进行治疗。

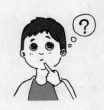

56. 穿刺点的皮肤怎样消毒？

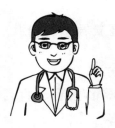

穿刺前需要对穿刺点进行皮肤消毒。消毒时要以穿刺点为中心，顺时针、逆时针各消毒至少一遍，消毒范围直径大于5cm×5cm（图3-17）。

【注意事项】

（1）皮肤消毒液可选择安尔碘、0.5%碘伏（聚维酮碘）、75%乙醇等。

（2）顺时针、逆时针消毒时，应以穿刺点为中心，由内向外逐层消毒。

（3）皮肤消毒后，如果操作时不小心碰到消毒部位，这时消毒部位已被污染，需要重新进行皮肤消毒。

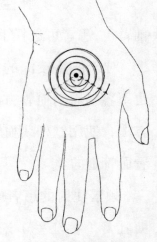

图3-17　皮肤消毒

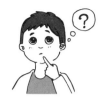

57. 怎样进行静脉穿刺？

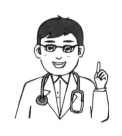

尽量绷紧注射部位的皮肤使血管固定，15°～30°进针穿刺（针头斜面朝上，图3-18），见回血后放平针头（图3-19），再沿静脉走向推进少许，推药过程中应经常回抽有无回血，保证针头在血管内。初学者可适当缩短推进距离。

（1）**他人协助**：如果血管易滚动，单人不易穿刺，可请别人帮助按压血管穿刺处下方的皮肤，这样能更好地固定血管，有利于穿刺成功。

（2）**穿刺角度**：可以依据皮肤和血管的情况进行适当调整。血管较浅时，进针角度小一些；血管较深时，进针角度稍大一些。

（3）**血液循环**：晨起或寒冷天气血管不充盈时，可轻轻拍打穿刺部位血管，适当延长扎止血带的时间，或者用温毛巾热敷促进血液循环。

练习时，血友病患者可在模拟血管教具上练习，体会"落空感"及穿刺成功后的平行进针。当静脉穿刺流程熟悉后，可在家庭成员之间练习，练习穿刺时必须使用新的一次性头皮针，切勿同一根头皮针反复练习穿刺。待穿刺成功率较高时，再给血友病患者进行穿刺。

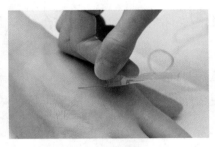

图3-18　针头斜面朝上进针

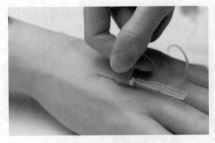

图3-19　见回血后放平针头

血友病自我管理实践指导

58. 血友病患者输注凝血因子后怎样拔针？

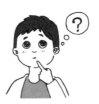

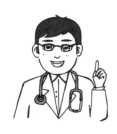

拔针也需要技巧，如果拔针不当，常会引起皮肤瘀斑，影响下一次穿刺。

（1）静脉输注后拔针动作应迅速，这样可以减轻痛感。

（2）为减少皮肤瘀斑的形成，按压要及时，且不只按压皮肤穿刺处，还要沿穿刺方向向上扩大按压范围。这是因为静脉穿刺时，针头倾斜刺入皮肤进入血管，皮肤穿刺点与血管穿刺点不在一个位置上。

（3）按压时间也要适当延长，至少大于10分钟。

（4）按压时位置也应固定不变，不要揉，避免产生皮肤瘀斑。

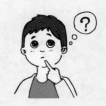

59. 血友病患者怎样保护血管?

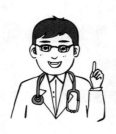

由于疾病本身的特点，血友病患者需要频繁输注凝血因子，这对于每个血友病患者来说，血管的压力还是比较大的。长时间频繁输注凝血因子会损伤血管内皮，引起静脉炎，尤其对于已经开展家庭治疗的患者，由于血友病患者及其家庭成员静脉穿刺技术有限，经常在一根血管上反复穿刺，这就导致患者局部皮肤瘢痕、血管弹性变差，静脉穿刺变得更加困难。您可以采用以下方法保护血管。

（1）提高静脉穿刺成功率。

（2）经常更换穿刺部位。

（3）穿刺24小时后外涂多磺酸黏多糖乳膏，轻轻按摩至吸收。

（4）低龄儿童可以选择中心静脉导管。

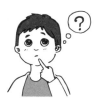

60. 血友病患者在家庭治疗中发生过敏反应怎么办？

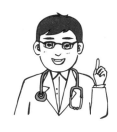

这取决于过敏反应的部位和严重程度，为了安全起见，实施家庭治疗的患者家中要常备一些退热药物及抗过敏药物（如对乙酰氨基酚片、马来酸氯苯那敏片）。

如果是轻度的过敏反应（如体温稍高，皮肤小范围的瘙痒、皮疹、红肿等），患者可适当休息，与血友病中心医务人员联系，服用一些抗过敏药物，体温＞38℃时服用退热药物。

如果过敏反应较重，有头晕、头痛、恶心、呕吐、寒战、心率加快、血压下降，以及呼吸不畅、溶血反应、肺水肿等症状时，需紧急就医。

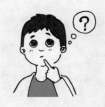

61. 出血记录手册有什么用？

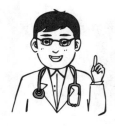

出血记录手册用于记录患者的出血和用药治疗信息，这些信息是血友病患者调整治疗方案、计算出血次数、暴露日的依据。

知识拓展

- 血友病患者初次到血友病中心就诊时，医务人员会为其发放《出血记录手册》，并告知其如何填写（表3-2）。

- 手册中的记录内容包括：基本信息、身高、体重、出血时间、出血原因（自发、创伤、手术）、出血部位、凝血因子使用目的（新出血、后续治疗、预防、术后、免疫耐受诱导治疗、其他），凝血因子使用场所（家庭、医院、学校、其他），凝血因子使用时间、名称、剂量、批号、治疗效果等信息；若医生为血友病患者调整了治疗方案，或由于某些因素患者自行调整方案，需在备注处标明。因此，详细记录出血记录手册是血友病家庭治疗中非常重要的环节。

- 出血记录手册也可作为患者记录暴露日的依据，对于血友病患者尤其是有抑制物家族史的血友病患者来说，可以为医生制订抑制物监测计划提供必要依据。

- 血友病患者和/或家属应真实、准确、详尽地记录该手册，这些信息能够帮助血友病中心的医务人员了解患者的家庭治疗情况，提高患者依从性。另外，血友病患者和家庭成员可以在使用记录手册的过程中不断总结经验，找到适合自己的方案。

表3-2　出血/治疗信息记录表

查体日期：　年　月　日　身高：　米　体重：　公斤　是否可以家庭治疗：□是　□否

治疗信息				出血信息					
治疗日期	使用因子剂量	治疗原因	治疗效果	出血时间	出血类型	出血部位（首页编码）	注射场所	失学/误工天数	备注
年　月　日 □上午□下午 时　分		□新出血 □后续治疗 □预防 □其他	□极佳 □好 □中 □差	年　月　日 □上午□下午 时　分	□自发 □创伤 □手术		□医院 □诊所 □家庭		
年　月　日 □上午□下午 时　分		□新出血 □后续治疗 □预防 □其他	□极佳 □好 □中 □差	年　月　日 □上午□下午 时　分	□自发 □创伤 □手术		□医院 □诊所 □家庭		
年　月　日 □上午□下午 时　分		□新出血 □后续治疗 □预防 □其他	□极佳 □好 □中 □差	年　月　日 □上午□下午 时　分	□自发 □创伤 □手术		□医院 □诊所 □家庭		

62. 所有部位的出血都可以进行家庭治疗吗?

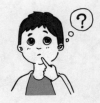

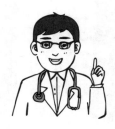

不可以。家庭治疗只能处理一些轻中度的出血，一些会危及患者生命的出血或者严重出血一定要到医院进行治疗。

知识拓展

- 识别出血的严重程度也是血友病患者和家属的必备技能之一。当某些部位出血时，是一定要去医院进行治疗的。

- 《中国血友病管理指南（2021版）》中明确指出危及生命的出血：颅内出血、颈部/咽喉出血、肠胃出血，当出现或者怀疑以上部位出血时，需要立即到医院就医。

- 严重出血时，比如关节出血、深层肌肉出血（髂腰肌、小腿和前臂）、口腔黏膜/牙龈/鼻腔持续出血、尿血，也需要赶往医院进行治疗。

- 如果您家中常备凝血因子，又会自我注射的话，可先迅速输注凝血因子后，再尽快赶往医院进行治疗。

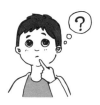

63. 血友病患者如何判断是否发生了关节出血？

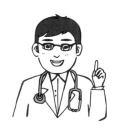

血友病患者关节出血前经常会有前兆症状，如麻木、不适感，有经验的血友病患者如果能够预感到出血了，这时就该使用凝血因子治疗。出血之后，血友病患者经常会伴有疼痛、肿胀等症状。

知识拓展

- 血友病患者关节出血量少时，不适症状和关节肿胀都不明显，随着出血量的增多会出现关节疼痛、肿胀、活动受限等症状。
- 低龄血友病患儿关节出血时，由于年龄小，不能清楚描述真实感受，常表现为哭闹，拒绝肢体活动，家长碰触时哭闹加剧，此时家长应多留心观察，患儿很可能发生了关节出血。

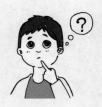

64. 血友病患者如何判断是否发生了肌肉出血?

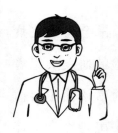

（1）肌肉少量出血时，会出现轻度疼痛、肿胀。

（2）出血量较多时，会出现疼痛、肿胀比较明显。如有压迫，可有麻木等症状。

（3）当出血量很大，会出现压迫症状。例如，出现髂腰肌出血时，患者经常会有髋关节活动受限、局部疼痛的特点。

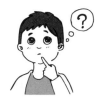

65. 辅助止血措施有哪些?

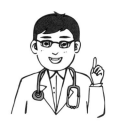

血友病的辅助止血措施包括保护（protection）、休息（rest）、冷敷（ice）、加压（compression）和抬高患肢（elevation），可以缩写为PRICE。

知识拓展

《血友病管理指南（第三版）》中提出，当凝血因子数量有限或无法获得时，辅助止血措施可以减少凝血因子用量。下面对PRICE的具体操作进行介绍。

- P（保护）：可使用石膏托或夹板使关节固定，保持静止。
- R（休息）：肢体休息超过12～24小时，疼痛剧烈时可使肢体处于无痛体位/强迫体位（是指患者为了减轻疾病的痛苦而采取的体位），待疼痛减轻时可缓慢恢复到功能位（指肢体处于能发挥最佳功能活动的体位，当关节功能不能完全恢复时，必须保证关节最有效的、最基本的活动范围）。
- I（冷敷）：冷敷可以使局部血管收缩，减轻组织对疼痛的敏感性，具有镇痛、止血的作用，但长时间冷敷可导致局部皮肤冻伤，所以当患者出现关节或肌肉出血时，可用干纱布或薄毛巾包裹冰袋或冰包，放置于出血部位，每次冷敷不超过15～20分钟，最好在出血6小时内进行，儿童适当缩短冷敷时间，患者家中可常备冰袋或冰包。

- C（加压）：可使用弹力绷带加压包扎出血关节或肌肉，使用时需注意包扎的松紧度：包扎过松起不到止血作用，包扎过紧有肢体远端血液循环不畅的危险，因此，包扎时应以能伸进一指为宜。当出现肢体远端如手指（足趾）麻木、肿胀等不适症状时，需要放松弹力绷带，适当活动不适部位，如旋转手指/腕、足趾/踝等，待症状缓解后再次包扎。

- E（抬高患肢）：抬高出血侧肢体超过心脏水平，可减轻血管的压力，促进血液回流，减少出血。

- 图3-20为普通冰袋，与肢体接触面较小，冷敷效果不好；图3-21为新型医用冷敷冰袋，有不同规格，冰冻后可弯曲，与肢体接触面较大，冷敷效果相对更好。但需要注意的是，图3-20与图3-21为示意图，患者操作时，冰袋不可直接与皮肤接触。

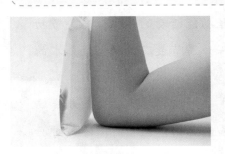

图3-20　普通冰袋

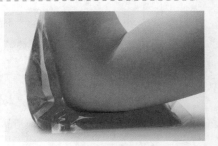

图3-21　新型医用冷敷冰袋

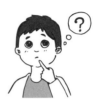

66. 血友病患者的饮食有什么注意事项?

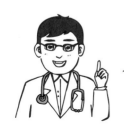

　　只要没有过敏症状，血友病患者在饮食上无特殊禁忌。需要注意的是，应避免由于饮食不当造成的牙龈、口腔黏膜、消化道出血甚至咽喉部出血，如辛辣刺激性食物和油炸、烧烤类食物，可能会引起消化道出血；吃坚硬、多刺食物时可能会引起口腔或牙龈出血。

　　应多进食绿叶蔬菜、动物肝脏、蛋黄、豆类、鱼肝油等富含维生素K和维生素C的食物。维生素K是机体合成凝血因子的必需物质，维生素C是保持毛细血管通透性、减少出血的物质。同时，血友病患者在饮食上要注意营养均衡、荤素搭配，避免体重过重。

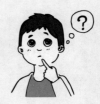

67. 血友病患者为什么要关注体重问题?

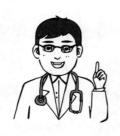

血友病患者体重过重或过轻都是不合适的。因为在重度血友病患者中,体重指数(BMI＝体重/身高^2)越大,出血次数越多,症状也更严重。这可能与体重增加后关节负重过大,下肢关节活动范围和稳定性下降有关。

无论患者是按需治疗还是预防治疗,凝血因子剂量都与体重密切相关,体重越大,所需的凝血因子剂量越大,长此以往,家庭经济负担越重,患者和家庭成员的心理负担越重。

稳固健康的关节依赖于健壮肌肉的保护,当患者体重过轻时,肌肉组织对关节的保护作用减弱,也会增加关节出血的频率。

68. 血友病患者日常生活中可以做哪些运动？

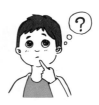

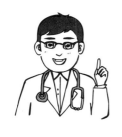

鼓励血友病患者进行非对抗性的运动，以提高肌肉强度，保护关节、增强舒适度。一般来说，强度低、有节奏的运动都可以尝试。常见的运动项目有散步、慢跑、游泳、骑自行车、打太极拳、跳健身舞、做韵律操等（图3-22～图3-25）。

此外，这些运动还能够很好地消耗体内脂肪，达到控制体重的目的。活动时要量力而行，循序渐进，当您的身体感到疲乏时就可以暂时休息一会。

知识拓展

- 适当运动对保持关节肌肉健康是很重要的。
- 很多患者发现自己很难坚持康复治疗师设计的运动训练。请谨记很多日常生活活动对保持肌肉功能也是很有用的，如步行、骑车、爬楼梯等活动甚至家务劳动。
- 但是，为解决某一问题而专门设计的运动方案仍然是必要的。例如，关节出血后，在康复治疗师指导下，有针对性地改善肌力和关节活动度、防治挛缩的训练。

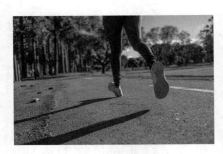

图3-22　慢跑

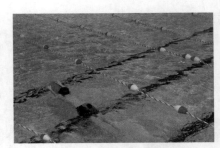

图3-23　游泳

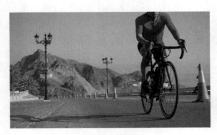

图3-24　骑自行车

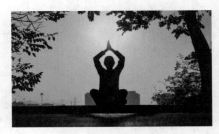

图3-25　韵律操

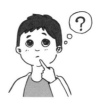

69. 血友病患者日常生活中不推荐做什么运动？

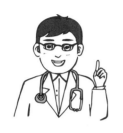

不推荐血友病患者进行一些强烈对抗和碰撞的运动（如足球、曲棍球、橄榄球、拳击、摔跤等）和高速运动（如骑摩托车、开越野车和滑雪等），因为速度过快和爆发力过猛，会增加出血和损伤的可能性，且一旦受伤有可能危及生命（图3-26、图3-27）。

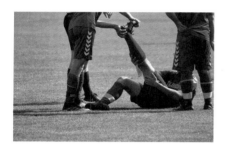

图3-26　踢足球受伤

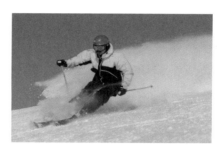

图3-27　滑雪

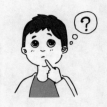

70. 血友病患者可以刷牙吗?

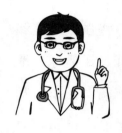

血友病患者可以刷牙，但是要注意选择合适硬度刷头的牙刷，每日早晚刷牙。刷毛太软达不到清洁牙齿、去除牙菌斑的目的；刷毛太硬又容易损伤牙齿和牙龈，引起出血。

如果患者在日常刷牙过程中经常出血，可考虑选择刷毛硬度稍软的牙刷，并且去口腔科检查是否有牙龈炎、牙周疾病等，容易引起刷牙时牙龈出血，需要及时治疗。

血友病自我管理实践指导

知 识 拓 展

- 血友病患者较正常人群普遍更容易出现口腔健康问题，如牙周及黏膜病变、错颌畸形等，口腔出血情况也更加严重。

- 保持口腔卫生可以减少口腔疾病的发生，但是在日常生活中，我们经常会发现一些血友病患者常因害怕引起出血而不刷牙，或者减少刷牙的时间、减轻刷牙的力度，甚至用漱口代替刷牙，这些做法都是不提倡的。

- 如果长时间不好好刷牙，牙齿上会出现牙菌斑，继而产生牙石，牙石是引起牙龈炎、牙龈反复出血的原因之一。

- 如果您在日常生活中出现吃软物后牙龈出血，则标志着您的牙齿即将出现病变，需要就医处理。

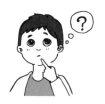

71. 血友病患者可以洗牙吗?

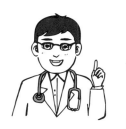

　　血友病患者可以洗牙,如果担心洗牙时会出血,可以提前注射凝血因子。

　　无论是否血友病患者,如果长期不好好刷牙,常会发生牙结石而引起牙龈出血、牙龈萎缩等。洗牙可以清理掉牙结石,减少牙龈炎、牙龈出血和牙周疾病的发生。

　　洗牙过程中也会出血,但是大家不要过度担心,通常可以采取口含冰水、局部压迫的措施得到缓解。如果洗牙前患者本身患有牙龈炎,且症状较重时,洗牙时出血可能会较多,可以提前使用凝血因子替代治疗。

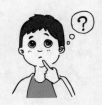

72. 血友病患者拔牙时需要注意什么?

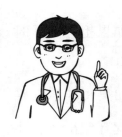

（1）**拔牙前**：拔牙前需要到血友病诊疗中心测凝血因子抗体和回收率，并由血友病中心的医生制订凝血因子使用计划，与医生保持联系。如牙齿有肿、痛等发炎症状，可待炎症消除后再拔牙。

（2）**拔牙时**：先注射凝血因子，约30分钟后再拔牙。

（3）**拔牙后**：可采取局部止血措施；保持口腔卫生；避免食用热的食物和饮料，直至感觉恢复正常；避免吸烟，延迟伤口愈合；为缓解拔牙后疼痛，可适量服用对乙酰氨基酚；拔牙后长时间出血和/或言语、吞咽或呼吸困难时，应立即向血液科医生或口腔科医生报告；避免使用含阿司匹林成分的药物和非甾体抗炎药。

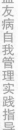

73. 血友病患者在非替代治疗药物选择上的注意事项？

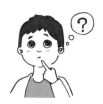

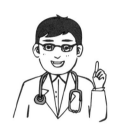

　　血友病患者和普通人一样，一生中也会患有其他疾病，也需要使用药物治疗。血友病患者在使用非凝血因子类药品时，禁止使用含有阿司匹林成分的药物，慎用说明书中含有"抑制血小板聚集"字样的药物。

　　血友病患者因其他疾病就诊时，一定要告知就诊医生血友病病史，以及使用药物的注意事项。因血友病较罕见，很多非血液科医生对血友病用药可能不太了解，当就诊医生对血友病患者的用药、检查手段（如胃镜、肠镜等侵入性操作）有疑虑时，患者可提醒医生请血友病诊疗中心的医生会诊。

（陈玲玲　毕婷婷　邵　帅）

第四章

血友病关节超声检查

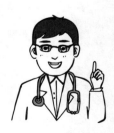

74. 血友病患者为什么要定期做关节超声检查?

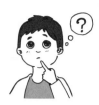

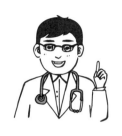
超声可以比较准确地观察关节出血情况,还可以观察因出血导致的其他关节病变,包括关节滑膜增厚、积液、软骨和骨质的损伤程度。血友病患者进行定期关节超声检查后,要保存好超声报告或结果,连同之前的超声报告或结果一起反馈给血液科医生,可以帮助医生动态调整替代治疗方案,精准治疗。同时,血友病患者也能从前后关节超声结果的变化,进一步了解自己的关节。

知识拓展

- 重型血友病患者容易发生关节自发出血,当出现关节刺痛、皮肤变热、肿胀等症状时应考虑可能是关节腔内出血,这时就要及时输注凝血因子。但对于反复发生关节出血的患者来说,关节肿胀变形增加了观察关节出血的难度;年龄较小的患儿有时难以准确判断或者向家长或照顾者清楚表述自身是否发生关节出血,这时需要做关节超声来观察关节内的情况,帮助诊断。

- 当腹腔及肌肉内出血时，超声也能够观察出血部位及出血程度，并在治疗后观察出血的吸收情况。

- 在临床我们有时会看到这样的患者，自诉没有出现过关节出血，但关节超声显示已出现滑膜增生，这常是由于关节反复隐性出血造成的。隐性出血的出血量较少，患者常感觉不到疼痛、肿胀等不适症状，误以为自己没有出血，也就没有替代治疗。别小看隐性出血的危害，如果不及时发现，长期得不到治疗，关节仍会发生病变。关节超声可以观察到关节腔内微小的变化，血友病患者需要定期检查。

血友病自我管理实践指导

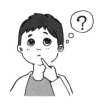

75. 血友病患者需要多长时间做一次关节超声检查?

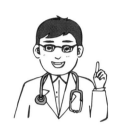

对于有靶关节的血友病患者来说，一般需要每3个月检查一次"靶关节"；如果没有靶关节，一般需要每6个月检查一次，主要包括6个关节：双膝关节、双肘关节、双踝关节。

对于出血后需要理疗的患者来说，一般是理疗前做一次超声，便于康复治疗师了解出血情况，制订个体化康复计划，康复过程中也会不时复查超声来继续/调整康复计划。

◆

知识拓展

- **靶关节**：指的是血友病患者经常出血的关节，如膝关节、踝关节、肘关节是血友病最常出现临床症状的部位。靶关节反复持续不间断出血，像靶子一样容易遭受攻击所以称为靶关节。
- **定期超声检查**：有利于及时了解关节病变的进展情况，是否发生恶化或好转，有利于血液科医生判断凝血因子用量是否充足，注射频率是否合适，方便血液科医生及时调整替代治疗方案。若在两次超声检查中间，患者发生关节出血或者其他原因造成出血频率增加，可以适当增加检查次数。

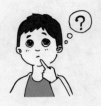

76. 做关节超声检查需要做哪些准备?

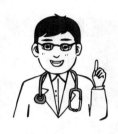

血友病患者做关节超声检查时，需要携带《出血记录手册》和其他检查的结果。患者尽量穿一些宽松的衣服，能够轻松暴露肘关节、膝关节、踝关节等部位，方便检查。

血友病自我管理实践指导

知 识 拓 展

- 携带详细记录出血部位、时间和次数的《出血记录手册》和其他检查结果，方便超声科医生了解关节出血情况，对关节进行有针对性的超声检查。

- 随着现代信息技术的发展，有些血友病诊疗中心使用了电子出血记录（如安装在手机上的血友病自我管理App），患者在就诊或做超声检查时，要携带安装此App的手机，并登录患者端，打开出血记录。

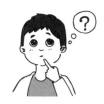

77. 怎么看超声检查报告？

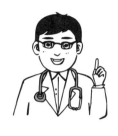

目前，血友病患者的超声诊断报告单显示积液、滑膜厚度、滑膜血管增生、关节软骨、软骨下骨及骨皮质受损情况，还有关节状况的整体评分结果（图4-1、图4-2）。

（1）**积液**：是指关节内积血或是关节渗出液的量，用毫米（mm）表示。

（2）**滑膜厚度**：是指因关节出血引起关节滑膜增厚的厚度，用毫米（mm）表示。

（3）**滑膜血管增生**：因关节出血容易引起关节滑膜增生，增生的滑膜内会形成脆弱的毛细血管，后者在关节运动时容易发生破裂出血，出血后又会引起滑膜继续增生，增生的滑膜内会再增生出新的毛细血管，形成恶性循环；如果关节状况保持良好，长期没有发生出血，关节滑膜可以变薄。

（4）**关节软骨**：关节出血可引起关节软骨破坏，超声报告单中的0～4分表示软骨的损伤程度，0分表示软骨正常，4分意为关节承重面的软骨完全损伤。如果关节状况保持良好，长期没有发生出血，关节软骨可以不发生进展。

（5）**软骨下骨及骨皮质**：关节出血可引起关节骨质破坏，超声报告单中的0～2分表示骨质的损伤程度，0分表示正常，

2分表示关节承重面的明显破坏。如果关节状况保持良好，长期没有发生出血，关节骨质可以不发生进展。

（6）HEAD-US-C评分：该评分是对关节状况的整体评估，0分为正常，分数越高，表示关节整体损伤越严重。

仪器型号：PHILIPS EPIQ 5	申请医生：刘××
检查部位：彩色多普勒–其他部位（左膝）彩色多普勒–其他部位（右膝）	检查时间：2022–03–18

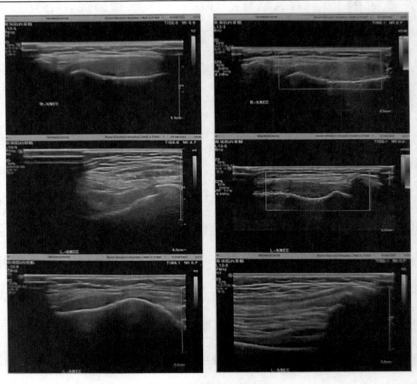

图4-1　彩色超声图像

仪器型号：PHILIPS EPIQ 5

申请医生：刘××

检查部位：彩色多普勒–其他部位（左膝）彩色
多普勒–其他部位（右膝）

检查时间：2022–03–18　09：09–10

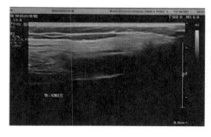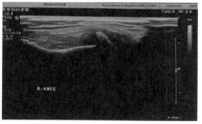

超声所见：

　　右侧：积液（髌上囊）：（－）　滑膜厚度：3.3mm　滑膜血管增生：（＋）
　　左侧：积液（髌上囊）：（－）　滑膜厚度：3.0mm　滑膜血管增生：（＋）
　　双膝关节腔内未见明显液性暗区；关节滑膜增厚，增厚滑膜内可见血流信号；关节软骨
不光滑，大部分缺损，骨皮质线不光滑，可见骨赘增生。

血友病（膝）关节评分量表

关节渗出/滑膜增生/滑膜血管增生/软骨破坏/软骨下骨及骨皮质破坏

	关节渗出	滑膜增生	滑膜血管增生	软骨破坏	软骨下骨及骨皮质破坏
右	0	2	2	3	1
左	0	2	2	3	2

HEAD-US-C评分：右侧　8分；　　左侧　9分

诊断意见

　　膝关节超声改变（符合血友病性关节病）

图4-2　彩色超声诊断报告单

78. 超声与 X 线、磁共振成像可以互相替代吗?

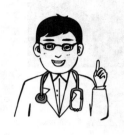

三者之间不能互相取代，患者可以根据医生的建议定期进行影像学关节随访。

超声检查方便快捷，患者配合度高，无痛且费用较低，可以实时观察，追踪患者病情变化，目前被世界血友病联盟（WFH）推荐为评估血友病关节状况的主要影像学检查之一。

X 线主要是看关节的骨结构，观察关节骨质的破坏，是否存在关节间隙的狭窄，对积液、滑膜显示不清楚，不能识别关节早期改变。

磁共振成像（MRI）可以显示关节的积液、滑膜、软骨和骨质，以及超声观察不到的关节内部情况，但是 MRI 费用较高，需要提前预约，且检查时需要患者长时间保持一个姿势，低龄患儿不太适合，确实需要做此检查时需要镇静处理（如使用水合氯醛）。

（李 军 丁小玲 黄雪丽）

血友病自我管理实践指导

第五章

血友病合并抑制物

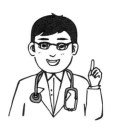

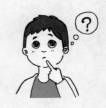

79. 什么是凝血因子抑制物？

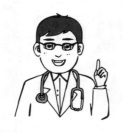 凝血因子抑制物（以下简称抑制物）是血友病患者体内产生的能中和外源性FⅧ及FⅨ促凝活性的同种IgG抗体。抑制物多产生于重型血友病患者，轻型和中间型血友病患者发生率相对较低。

知 识 拓 展

• 免疫系统是抵御有害细菌和病毒侵犯的武器，它把胚胎时期没有"见过"的蛋白当作外来有害物质而产生免疫反应予以清除。

• 由于血友病患者体内的FⅧ或FⅨ缺乏或者不正常，当使用正常的凝血因子替代治疗时，免疫系统会把这些蛋白视为有害的外来物质而作出反应，血液中会形成抑制物（也称为抗体）抗击这些凝血因子，导致输入的因子被快速破坏，使止血效果降低甚至无效。

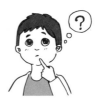

80. 哪些患者易产生抑制物，抑制物的发生因素有哪些？

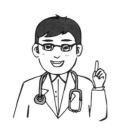

25%～30%重型血友病A患者、5%～10%轻型/中间型血友病A患者会产生抑制物，血友病B患者产生抑制物的比例较低（小于5%）。抑制物产生机制尚未完全清楚，目前认为是遗传因素和非遗传因素共同作用的结果。

知 识 拓 展

- **遗传因素**：包括种族、家族史、基因突变类型以及细胞表面分子的遗传易感性。有研究报道，有抑制物家族史的血友病A患者抑制物的发生率为48%，同胞兄弟中产生过抑制物的，则患者本人抑制物发生率也会增高，可达78%。

- **非遗传因素**

（1）重型血友病患者比中间型或者轻型患者更容易产生抑制物。大多数人在凝血因子治疗的前50个暴露日内形成，其中20个暴露日以内风险更高。轻型和中间型血友病患者在晚年也可产生抑制物，但是大多数还是发生于重型血友病儿童患者。

（2）治疗方式：有研究表明，预防治疗相比按需治疗产生抑制物的比率更小，但是在前20个暴露日里产生抑制物比率相同。这表明，对于某些"高危"患者，不管是预防还是按需治疗，均容易产生抑制物。

（3）短期输注大剂量凝血因子：手术、严重出血（如脑出血）或外伤时使用强化或大剂量FⅧ输注时，相对容易产生抑制物。

（4）FⅧ制剂类型：关于血浆源性FⅧ和基因重组FⅧ在抑制物发生率上一直有争议。目前有一些研究认为，没有接受过治疗的患者（可以理解为新患者）在接受含有vWF的血源性FⅧ治疗时，产生抗体的风险比基因重组FⅧ小，但是也有很多针对上述结果的质疑。

（5）年龄：有研究表明，治疗时年龄越小，抑制物发生率越高。

81. 出现哪些情况时，应该考虑产生了抑制物？

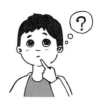

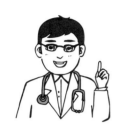

当血友病患者在接受凝血因子替代治疗时，止血效果不如预期或者既往疗效时，需要怀疑抑制物的产生，应当立刻报告给医生。而一些平时出血较轻的中间型或轻型血友病患者，如果出现类似重型血友病患者频发自发出血的情况，也要怀疑抑制物的产生。

知 识 拓 展

- 产生抑制物后可能出现的表现：①常用剂量的替代治疗无法迅速止血；②正常治疗的疗效越来越低；③正常剂量预防治疗下出血频率增加。
- 判断是否产生抑制物需要到血友病中心，请医生进行专业的检查和诊断。

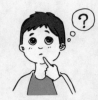

82. 血友病患者多长时间检测一次抑制物？

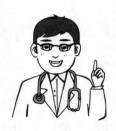

目前还没有可以明确预测是否会产生抑制物的方法，因此，需要在替代治疗时定期检测抑制物，以便早期发现抑制物。对于重型未经凝血因子治疗的患者，建议在首次接受替代治疗后每5个暴露日查一次抑制物至20个暴露日，此后每10个暴露日查一次抑制物至50个暴露日，此后每年至少检测2次，直至150个暴露日，此后每年至少检测一次抑制物。也就是说在开始替代治疗后，需要分别在第5个、10个、15个、20个、30个、40个、50个暴露日进行抑制物检测，之后每年至少检测2次，直至150个暴露日，此后每年检测一次抑制物。另外，还有一些特殊情况需要患者及时检测抑制物，患者和家属朋友在自我管理疾病时可以使用下方的表格提醒自己按时或及时检测（表5-1）。

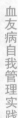

表5-1　血友病患者检测抑制物时机表

暴露日（ED，天）	检测抑制物的时机
1~20EDs	每5个暴露日检测1次，即第5个、10个、15个、20个暴露日检测
21~50EDs	每10个暴露日检测1次，即第30个、40个、50个暴露日检测
>50EDs	每年检测2次

暴露日（ED，天）	检测抑制物的时机
>150EDs	每年检测1次
特殊情况	（1）手术或侵入性操作前必须检测抑制物 （2）替代治疗效果不如既往 （3）高强度输注凝血因子后，如高剂量、连续输注5天 （4）规范预防治疗情况下，出血频率增加或仍有靶关节出血

第五章　血友病合并抑制物

知识拓展

表5-1中ED是暴露日的缩写，指患者使用凝血因子进行替代治疗的天数之和，患者输注凝血因子的当天计为1个暴露日，和当天进行替代治疗次数无关，即便患者某天输注/注射多次凝血因子，也计为1个暴露日。

83. 血友病患者产生抑制物后怎么办?

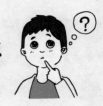

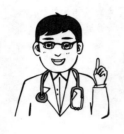

（1）再次复查，排除一过性抗体的可能。

（2）若复查结果仍是阳性，需要联系血液科医生，共同制订治疗计划，如采用哪种治疗方案［按需、预防、免疫耐受诱导（ITI）］、哪种治疗药物（FⅧ/Ⅸ、PCC、FⅦ）等。进行ITI治疗时，需要严格遵照医嘱执行，包括输注药物的频次和剂量，不能错过或遗漏。

（3）定期检测抗体。

（4）日常生活避免外伤，慎用肌内注射等。

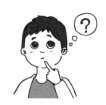

84. 抑制物能完全清除吗？

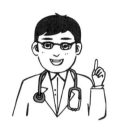

目前，唯一可以清除抑制物的方法是ITI治疗，通过反复大量输注FⅧ或FⅨ，历经数月甚至数年，最终可使免疫系统识别凝血因子而不发生免疫反应。

对于血友病A伴FⅧ抑制物，ITI总体有效率约70%。血友病B伴FⅨ抑制物，由于病例数太少，且患者反复、长期大剂量输注FⅨ可能会出现变态反应或者肾病综合征，因此治疗难度更大，往往需要配合其他免疫抑制药治疗。

为了警惕变态反应的发生并做好及时应对，血友病B患者进行ITI治疗的前20个暴露日最好在医院进行。

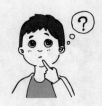

85. 抑制物清除后还可以使用 F Ⅷ或 F Ⅸ吗?

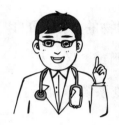

抑制物清除后，即患者恢复到没有抑制物的状态，可以继续使用F Ⅷ或F Ⅸ进行替代治疗。

知 识 拓 展

- 若患者在抑制物清除后，出现凝血因子替代治疗无效的情况，需要及时到医院就诊，检查患者体内是否再次出现抑制物。

病友对你说

ITI治疗成功之路——坚持！

姓名：张某　诊断：血友病　性别：男

　　2013年8月前，我的孩子没有用过FⅧ治疗，8月突发脑出血伴发眼底出血，住院近1个月。住院期间大量输注FⅧ，而且当时缺药，所以重组因子和国产因子都用了，从开始治疗到出现抑制物，一共1个多月时间。开始治疗就大量输注因子，而且混合使用，可能是导致出现抑制物的原因。

　　我咨询了两家三甲医院的血友病专家，给出的方案完全不同。一家医院的医生考虑到孩子小，抑制物滴度不高，给出的建议是ITI治疗，特点是费用高，成功率60%左右；另外一家医院的医生建议免疫抑制药加激素。**我考虑到免疫抑制药和激素对孩子损害太大，所以选择了ITI治疗。**

　　治疗前医生和我进行了详细的沟通，建议我们把抑制物滴度降到10BU以下再做ITI治疗，

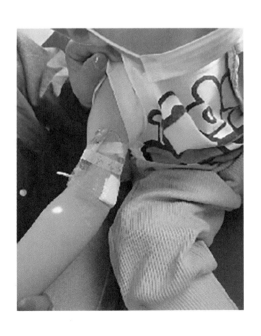

成功概率会比较高，同时考虑到孩子小，频繁静脉穿刺对血管损伤较大，建议我们PICC置管，也是为了提高治疗的依从性，不会因为孩子不配合穿刺而无法持续ITI治疗影响治疗效果。最后，医生告诉我们ITI治疗会是一个长期的过程，费用也比较贵，让我们做好心理准备。

我们ITI治疗时先住院治疗了半个月，每次2500单位，每日2次，抑制物滴度下降后出院继续用药，改为每次1500单位，每日2次，大概又用了半个月，抑制物滴度继续下降后改为每次1000单位，每日2次，大概又用了1个月左右，再检测抑制物基本上就没有了，后续坚持每次1000单位用了2个月，逐渐减到400单位后进行预防治疗，两天1次，每次400单位。后续预防治疗剂量随体重增加而增加。

我们很幸运ITI治疗成功了，也很庆幸当初选择了ITI治疗方案。 免疫抑制药和激素的效果我不确定，但是我们孩子当时比较小，考虑到副作用，我们选择了ITI治疗方案。因为凝血因子使用剂量大、频次高，ITI治疗花费还是比较大的，我也有很大的经济压力，但是为了孩子，我还是坚持了下来。ITI治疗成功后，我们就开始规律的预防治疗，隔日1次，现在孩子状态很好，没有再发生脑出血，关节出血也很少。

一位血友病患儿家长的自述

（薛　峰　刘　葳　黄雪丽）

第六章

血友病康复与物理治疗

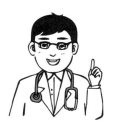

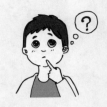

86. 什么是血友病的康复?

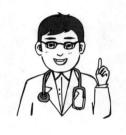

血友病的康复是以功能恢复和功能维持为目的，在血友病患者的综合管理中发挥着重要作用，主要包括物理治疗（理疗与运动）、作业治疗（手功能及日常生活活动能力训练、认知功能训练、自助具的使用）、言语吞咽治疗、矫形支具的使用和心理治疗。

在血友病患者的康复治疗中，物理治疗使用最多，其次是作业治疗及使用矫形支具。如果发生中枢神经系统出血，也会涉及言语治疗。

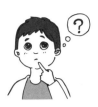

87. 血友病患者为什么要进行关节康复治疗？

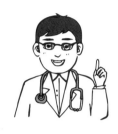

血友病患者因长期反复出血，往往造成关节疼痛肿胀，进而影响关节功能，引起关节活动受限或障碍，而长期的制动更进一步降低了肌肉力量及关节活动能力，加剧了关节功能障碍，甚至产生关节融合、失能等。

常规凝血因子输注只能止血或预防出血，而对已有的关节损伤无针对性作用；血友病"靶关节"会附带有软骨磨损、骨质破坏、骨赘形成、关节变形等诸多骨关节病变，进一步增加了关节活动恢复的难度，此时主要需要通过康复治疗的综合手段对其进行干预，促进血肿或积液吸收，进而恢复其关节活动功能，缓解或消除临床症状。

康复治疗主要以改善关节功能为导向，通过综合性对症治疗、控制病因、反复训练、补偿及代偿等多途径，对患者因各种因素造成的功能活动受限或障碍进行恢复。康复治疗可以促进血友病患者关节积血和肌肉血肿的吸收，减轻和消除滑膜炎症，维持和改善关节活动范围，维持正常肌纤维长度，维持和增强肌肉力量，提高本体感觉和平衡功能，达到预防、减轻、逆转血友病患者功能障碍的目的，提高患者日常活动能力和生活质量。

知识拓展

- 关节出血是血友病患者最常见的出血类型，长期反复关节出血会导致血友病性关节炎，及时、有效的康复运动对改善关节功能至关重要。如果因为长时间不活动或由于惧怕出血而故意减少活动，关节用进废退，就会出现以下几种情况。

（1）**失用性肌萎缩**：常表现为肌力下降，肌肉萎缩。血友病患者关节有损伤或炎症表现（如疼痛、肿胀等）时，关节本身受到刺激，也会反射性地抑制周围肌肉的活动，加速其萎缩程度，也被称为关节源性肌萎缩，从而造成肌肉力量减弱、关节稳定性下降。

（2）**本体感觉减退**：本体感觉是人体感知肢体关节肌肉的本身位置、运动和振动产生的深部感觉。这种感知能力是运动功能的重要组成部分。所以，当肌肉萎缩或肌肉力量薄弱时，本体感觉功能就会下降，结果就是人在日常生活和运动中，容易发生运动系统的损伤。这种情况在血友病患者中非常普遍，更增加了出血的风险。

88. 血友病患者什么时候开始康复治疗？

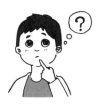

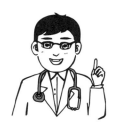

原则上，血友病患者每次出血后都要进行康复治疗，世界血友病联盟《血友病管理指南（第三版）》建议血友病患者疼痛症状停止后，立即开始在凝血因子替代治疗下的康复治疗。

在关节疼痛时，最好在康复训练的开始阶段，选择等长运动（使肌肉收缩但是不产生关节运动）为主。

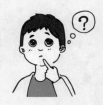

89. 血友病患者需要长期康复治疗吗？

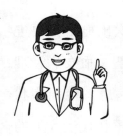

作为改善关节状况、提高身心健康的有效保障，康复治疗应该贯穿整个血友病综合防治过程，包括急性出血期、滑膜炎期、慢性骨关节病期，为血友病患者的骨骼肌肉健康保驾护航。

此外，在骨折稳定后、骨关节置换术后、治疗关节挛缩的软组织松解术后都需要进行康复治疗，巩固手术效果。患者在日常生活中进行运动锻炼，也可以提高机体功能，减少出血风险，也是一种康复治疗手段。

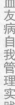

知识拓展

- 康复的核心是自身功能恢复，对康复治疗师给出的训练方案积极、主动参与至关重要，这是一个长期、漫长的过程。
- 血友病患者的康复治疗常需要在家庭中进行，需要家庭成员的参与、支持和鼓励。
- 有些康复动作仅靠血友病患者自己无法完成，需要家人的协助。另外，康复时家人的鼓励能够让血友病患者更加积极面对自身疾病。

90. 哪些部位出血适合做康复理疗？

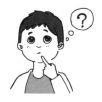

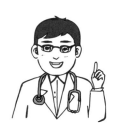

广义上讲，无论血友病患者哪个部位出血均适合做康复理疗，只是需要根据患者具体情况，设置不同的康复理疗方案或参数。

狭义上讲，目前进行康复治疗的出血部位主要有肘关节、髋关节（髂腰肌）、膝关节、踝关节及颅内出血等。

知 识 拓 展

- 血友病康复目前主要包括手法治疗、运动康复训练、物理因子治疗、佩戴支具或辅具、日常功能活动训练及康复护理等，其中我们常说的康复治疗指的是运动康复与物理因子治疗。

- 在制订康复理疗方案时，我们既要考虑患者身体的基本情况，如凝血因子水平、年龄、身高和体重等，也要考虑其出血部位、出血时间、出血量、肌肉骨骼神经受累等情况，进行综合分析，设置不同的参数，从而达到减少出血、加速淤血吸收、有效控制疼痛、肿胀及关节活动障碍的目的，减少肢体残疾的发生。此外，颅内出血大多会出现脑卒中类似的偏瘫症状，患者需要在凝血因子预防治疗的保护下，进行类似于偏瘫康复训练的康复理疗。

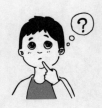

91. 患者计划做康复治疗时，需要什么流程？

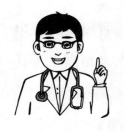

　　康复治疗需要在康复治疗师和医生指导下进行。患者可以到具有血友病康复能力的综合医院康复医学科或康复专病门诊就诊，就诊时务必携带关节影像学检查等病情相关资料。康复医生根据患者状况制订相应的康复方案（包括手法治疗、运动康复训练、物理因子治疗、支具或辅具装配等），治疗2～4周（2周为1个疗程）后再次评估患者状况，并调整康复方案，以此往复直至完全康复，重新回归工作、社会和家庭。

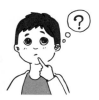

92. 血友病患者关节肌肉康复治疗中有哪些具体的训练方式？

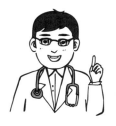

在血友病关节肌肉出血的不同时期，需要给予患者不同的康复训练方式，具体如下。

（1）**关节、肌肉出血时：**尽早局部冷敷，患肢休息制动，关节固定时可以取患肢感觉无痛或低痛的体位，疼痛好转时可以慢慢过渡到关节的功能位（当肢体处于某个位置上能够很快地做出不同动作的体位），并用弹力绷带包扎固定。

（2）**出血停止后：**应进行循序渐进的功能锻炼。

1）关节活动度训练：逐步扩大出血关节的活动幅度，以每次活动时无明显疼痛为度，先用健侧肢体辅助患侧肢体进行活动，后期逐步过渡到患侧肢体自主活动（图6-1A、B）。

2）肌肉力量练习：在关节活动的同时，逐步由辅助运动过渡到自主运动，再到抗肢体重力活动，最后到抗阻力活动，进行肌肉力量练习，整个过程以不出现肿胀疼痛或无明显疲劳为度（图6-1A ～ D）。

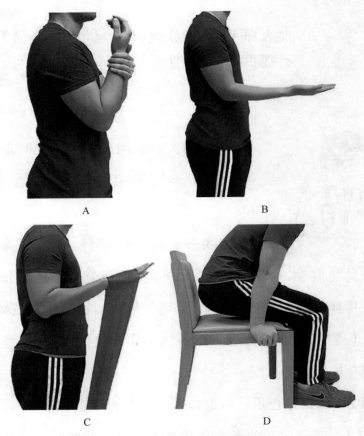

A　　　　　　　　　　　　　B

C　　　　　　　　　　　　　D

图6-1　肘关节肌肉力量训练

3）本体感觉－平衡稳定性－日常生活活动训练：在关节活动度和肌力练习基础上，逐步过渡到日常生活活动，如站立、行走、上下楼梯等，在此过程中可以增加单腿站立，踩球或软垫子练习，睁眼闭眼时肢体维持不同位置练习等，整个过程中以不出现明显肿胀疼痛或明显疲劳为度（图6-2、图6-3）。

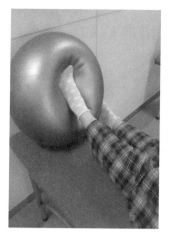

图6-2 踩球

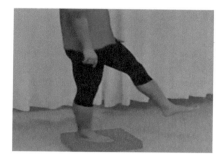

图6-3 单脚站立

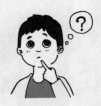

93. 血友病患者膝关节出血后如何进行康复训练?

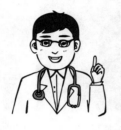

　　膝关节出血后的康复，可以从关节活动度、肌力、本体感觉三方面的训练循序渐进地开展。具体的康复治疗方案需要专业人员制订，患者和家属可以在世界血友病联盟官方网站（https://wfh.org）下载《血友病运动指导》，阅读学习有关血友病康复和运动治疗的知识。

142

血友病自我管理实践指导

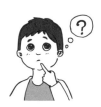

94. 髋关节、髂腰肌、臀部肌肉出血后如何进行康复训练?

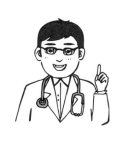

血友病患者髋部及腰臀部出血大多为髋关节前部或髂腰肌出血,此时患者多保持屈髋屈膝异常体位,以缓解出血造成的肿胀不适。这种情况下的康复训练多以促进伸髋伸膝诱导练习为主,主要包括以下几个方面。

（1）平卧位进行单/双侧"桥式运动"以促进伸髋,髋部抬高的高度、维持时间可依患者能力而定。

（2）平卧直腿膝关节下面垫枕下压,促进伸髋伸膝,注意下压力度,避免引起出血。

（3）俯卧位,双手放在肩前,伸肘,上身向上抬到最大范围或患侧腿单腿后伸,同时保证骨盆不离开床面,以牵拉髂腰肌（图6-4）。

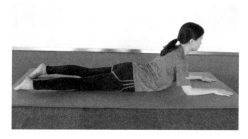

图6-4 俯卧位康复训练

当髋关节后外侧及臀肌出血时,大多保持"挺胯"姿势,即髋部过伸状态以缓解肿胀不适。这种情况正常时较为少见，多因外伤或注射等意外造成，多以增加屈髋运动为主。

（1）平卧位患侧直腿抬高练习，以牵拉臀后肌群（图6-5）。

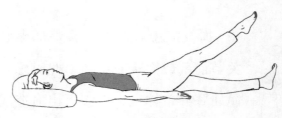

图6-5　直腿抬高练习

（2）取四点支撑跪位，臀部向后运动至最大范围，保持5秒/次，待张力降低后，再逐步增大角度至臀后张力达到耐受程度，以此类推进行3次后平卧休息放松为1组。如此可重复进行2～3组，整个过程以不引起明显疼痛为度（图6-6）。

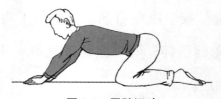

图6-6　屈髋运动

此外，上述两种情况还可根据具体情况进行如下练习。

（1）**交叉伸屈髋**：取弓箭步，前腿屈髋，屈膝90°，后腿伸直。双手放在弓箭腿膝上方，挺胸，身体下压。这种方法可同时牵拉前腿的伸髋肌群和后腿的屈髋肌群（图6-7）。

（2）**增加髋内收**：患侧腿放于健侧腿后方。牵拉时躯干朝向墙面的方向（图6-8）。

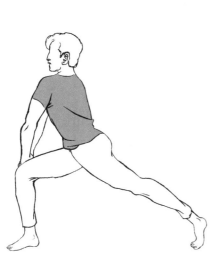

图6-7 交叉伸屈髋

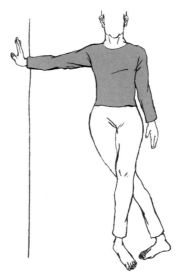

图6-8 增加髋内收

整个训练过程以自身耐受为主，以不引起明显疼痛为度。

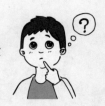

95. 患者出现血友病关节活动受限怎么办?

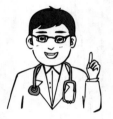

如果关节存在骨质破坏,会出现不可逆性损害,包括关节挛缩、强直畸形,导致血友病患者活动受限。

血友病患者可以先采取保守治疗,借助一系列的矫形器来矫正畸形(如依个体情况定做的踝关节矫形器、矫形鞋垫等(图6-9),具体情况可以咨询当地康复科。

如果保守治疗措施不能有效减轻疼痛和改善功能,可以考虑手术治疗,手术前需咨询外科医生,是否符合手术的适应征。且需要准备充足的凝血因子,并请血友病中心医生制订术中及术后康复的凝血因子使用计划。

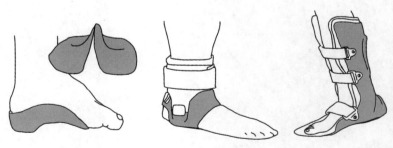

图6-9　矫形器

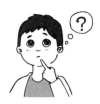

96. 关节手术后可以做哪些康复治疗?

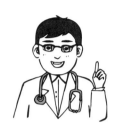

血友病患者关节手术后，由康复医生和治疗师评估患者情况，给予针对性的康复治疗训练。常用的康复治疗方法有如下几种。

（1）冷敷：冷疗不仅能降低软组织温度，而且可减轻术后软组织肿胀，并进一步减轻疼痛。术后第一天即可使用冰袋，置于手术部位的周围，每日1次，每次15分钟。

（2）经皮神经电刺激：外科手术对关节及软组织创伤相对较大，术后疼痛较重。该疗法可作为药物镇痛的辅助治疗。每次30～60分钟，1～2次/日，7～10天为1个疗程。

（3）体位摆放：维持正常关节形态、肌肉韧带长度，预防肌肉萎缩、水肿、静脉血栓等。一般卧床休息时，大多需要采用正确姿势摆放，以功能位摆放为主。

（4）肌力训练：预防肌肉萎缩、静脉血栓等，维持肌肉正常力量和形态，促进肿胀消除。一般采用抗重力/阻力活动，每组10个动作，3～5组/次，组间休息1～2分钟，1～2次/日。

（5）关节活动度训练：预防肌肉挛缩，维持肌肉韧带长度，维持关节灵活性。主要采用自身健侧手或他人帮助活动

→自主活动→抗重力/阻力活动，活动以不产生明显疼痛的情况下尽可能接近最大范围活动，每个动作在最大位置保持1～3秒，重复8～10个/组，3～5组/日，1～2次/日。

（6）**本体感觉－平衡稳定性－日常生活活动训练**：在关节活动度和肌力练习基础上，逐步过渡到日常生活活动中来（如站立、行走、上下楼梯、游泳等），在这个过程中可以增加单腿站立、踩球或软垫子练习，睁眼闭眼时肢体可以维持不同的位置练习等，整个过程中以不出现明显肿胀疼痛或明显疲劳为度，整体活动时间一般以20～30分钟为宜。

（7）**物理治疗**：如超短波、超声、脉冲磁疗等，主要作用是消肿镇痛，促进血肿、水肿吸收，每个项目20～25分钟，1～2次/日，7～10天为1个疗程。

97. 康复治疗每次治疗需要多长时间？多久算 1 个疗程？需要几个疗程？

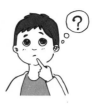

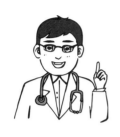

每次康复时间主要根据患者病情和康复治疗项目来确定。

常规手法治疗＋康复运动训练每日 1 次，每次 30 分钟左右，根据患者情况不同略有增减，一般在凝血因子保护下进行。

物理治疗因出血部位和治疗项目不同时间不一，一般每项治疗为 15～30 分钟，以此进行增加组合。

大多数患者以 2～3 周（10～15 个工作日）为 1 个疗程，具体疗程需根据患者病情而定。

第六章 血友病康复与物理治疗

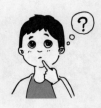

98. 关节反复出血后，活动已经受限，可以做康复手法治疗吗?

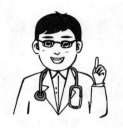

针对血友病患者反复出血的"靶关节"，在骨关节结构尚存在活动的可能或非骨性限制时，可通过综合康复手段对其进行恢复治疗；如果骨关节结构已经不存在（如关节融合）或明显骨性限制，则需要骨外科进行相关手术干预治疗。

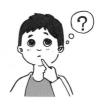

99. 血友病患者在家庭中可以利用哪些材料进行锻炼?

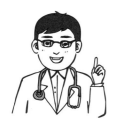

弹力带、沙袋、泡沫滚轴、哑铃、瑞士球、体操棒（木棍）、软枕等。

知识拓展

血友病患者家庭运动康复原则主要包括以下4个方面。

- 一般在凝血因子预防治疗保护下进行（特别是重型血友病患者）。

- 结合分型、年龄、性别、受损程度（第几次、几个部位）等决定运动强度，最终以运动不引起疼痛，运动后不出现肿胀为度；如果运动后出现疲劳，一般在运动后局部不适感能够得到缓解，疲劳感在24小时内缓解为宜。

- 结合其他康复手段（如声光电磁疗、水疗、冷敷等）综合进行。且在日常生活中对力线异常较为严重者需要装配合适的支具或辅具，避免不正确姿势或受力增大局部压力，增加自发性出血风险。

- 长期坚持康复训练（终身）或职业化（作业治疗），达到一定的运动痕迹效应，避免无计划的、"突发奇想式"的训练，注意避免因突然剧烈运动增加出血风险。

病友对你说 关节置换后，我终于能走路了！

姓名：刘某　诊断：血友病　性别：男

　　我今年38岁，是一名重度血友病A患者，2015年底在北京协和医院做的右膝关节置换手术，术后恢复良好。术后2个月左右我就可以正常上班了。通过这篇文章我想和大家分享一下术前术后情况及关于膝关节置换的体会。希望对大家有所帮助。

　　我的右膝关节从12～13岁开始反复出血，那时候凝血因子替代治疗不像现在一样随时都能用，大多情况下都是咬牙硬扛，造成了我的膝关节损坏严重。我在术前2个月一直可以走路，膝关节基本可以伸直，弯曲可以达到90°，但是长时间走路会引起疼痛。有一天突然感觉疼痛加剧，无法走路。对比多家医院后决定在北京协和医院接受膝关节置换手术。

　　入院后第三天接受全麻下手术，手术时间约1个半小时。术后第二次尝试短暂站立，接受机器辅助屈伸锻炼。锻炼前我使用了凝血因子，但还是会出血，医生通过弹力绷带加压，冰袋冷敷加以控制，但

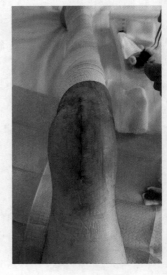

屈伸锻炼未停止。我是术后1周出院的，出院前膝关节可以伸直180°，机器辅助下弯曲超过120°。回家后半个月内在每日1000单位的凝血因子保护下继续锻炼，包括平躺高抬腿、沙袋压腿、弯曲锻炼、挂拐行走。抬腿、压沙袋不会引起出血，但是弯曲锻炼会引起出血。膝关节消肿前少锻炼弯曲，优先练抬腿。根据情况自行安排锻炼量。

我自己的经验是消肿之前不要做太多的锻炼。半个月后凝血因子量减到每日600单位。2个月后恢复上班，工作量不大，开车上班，到单位也是坐着。当时右膝伸直180°，弯曲90°。对于弯曲角度这个事情看自己的意愿吧，我自己感觉90°够用了，就没特意往更好的角度锻炼。上班后我仍然坚持间断锻炼，半年后完全恢复，走路姿态正常，无任何不适感。换句话说就是我感觉不到这是个假关节。做完手术到现在有4年了，我一直在预防治疗，膝关节未出过血。

我对我的膝关节置换手术非常满意，如果满分100分，我打99分。最后提示大家，不要以为置换了人工关节就不会出血了，只是关节内不再出血了，关节附近肌肉仍然会出血，而且反复出血会影响关节使用寿命。所以，尽量不要让置换关节的周边出血，有条件就坚持预防治疗。正常走路，不用特意要省着用，不敢走路，肌肉力量不足反而对关节不利，但跑跳这种动作就不要做了。

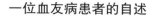

一位血友病患者的自述

　　我是一名重型血友病B患者，因为小时候药品短缺，我的右膝、右脚踝已落下残疾，只能靠轮椅代步。我从2012年开始接触理疗康复，此前对康复理疗并没有多少了解，是经过本地血友病组织负责人和其他病友的介绍开始到天津医科大学总医院进行理疗康复，几次康复治疗之后感觉到关节活动变得略微轻松并且晨僵减轻，于是决定继续坚持理疗康复，一直持续了大半年时间。

　　康复治疗期间，理疗师对我活动受限最严重的右膝和踝关节做了手法、仪器和肌肉锻炼等比较全面的治疗，由于医院离我家比较远，这半年显得有点辛苦，每天上午来中国医学科学院血液病医院用药之后再到总医院开始理疗，治疗基本要持续到下班时间，所以在我的理疗方案相对成熟并且有了很好的疗效之后，为了减少奔波我就向理疗师提出想转为家庭康复锻炼，并请教了正确的康复锻炼方式、适用的仪器和用

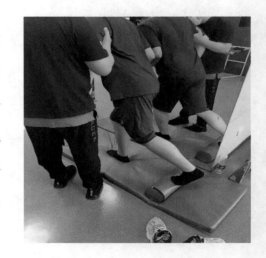

法，此后又在家持续了2年，并定期回到医院做检查和调整。

现在，我原来无法伸直的右膝关节达到了基本展平，积液问题也有所减轻，原来右脚踝的背曲角度严重受限，现在也基本能够满足行走的需求，肢体功能得到了很大恢复。同时康复过程中的肌肉锻炼，增加了我的肌肉力量，对我肢体的实际应用带来了很大帮助，有力的肌肉可以部分弥补关节活动度的不足，并保护关节在运动中减少出血。

虽然在接受康复治疗的最初，我感到需要比平日预防治疗更频繁的用药配合，几乎是每天都需要注射，但在治疗后期特别是肌肉力量增强之后，不论是运动中还是理疗，出血的频率都呈现下降态势，而现在我的感受是保持一定的日常运动，反而比长期休息更不容易有出血发生。

目前，虽然我不再保持每天固定时间的理疗，但在每次出血并止血后都通过理疗来帮助出血的吸收，相比出血停止后不进行理疗，我认为理疗后特别是合理使用仪器后，关节肌肉恢复更快也更彻底。

给大家一些建议：

（1）不同部位的出血，理疗的方法根据每个人身体的情况有所不同，应当先到医院理疗科全面评估，让理疗师制订适合自己病情的理疗康复方案。

（2）如果想要进行家庭理疗，应当先听取理疗师的建议，并掌握与自己治疗相关的理疗康复知识后再做尝试。

第六章 血友病康复与物理治疗

（3）不应该只在关节活动已经受限的情况下才想到需要理疗，能够正常活动的肢体也应当适度的保持锻炼，拥有良好的肌肉状态能够减少出血的发生。并且我认为有条件的情况下每次出血并止血后，都应当对出血部位进行理疗。

（4）如果是青少年患者，已经出现关节活动受限的患者可能不多，我认为应更多关注每次出血后的理疗保健，在保障用药止血的情况下，合理的理疗可以促进出血及时吸收，减少每次出血对关节肌肉的损害，以前老一辈血友病患者正是由于经济和药物来源上的种种困难，止血不及时和难以得到后期康复理疗，导致诸多患者肢体活动受限甚至残疾，因此在当今良好的医疗技术与政策的支持下，年轻患者不应当重蹈覆辙。

当然，儿童患者就很有赖于家长，及时发现处理孩子发生的出血情况，良好的家庭环境对患者成长过程至关重要，对此特别感谢和赞扬我母亲的做法，从我小的时候她就认为应当让孩子与家长建立良好沟通，不让孩子认为出血是一种过错或加重家庭负担的问题，培养孩子能主动告知家长自己身体的不适症状，这不仅有利于及时的止血和康复治疗，也避免孩子对于自己患有血友病产生心理负担。

一位血友病患者的自诉

（刘世忠　张　雁　张　岩　王立新）

第七章

血友病合并乙型肝炎、
丙型肝炎的管理

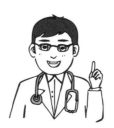

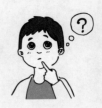

100. 血友病患者为什么会感染丙型肝炎病毒？

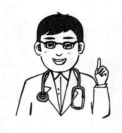

从20世纪到现在，血友病患者经历了输血、血浆、冷沉淀、血浆源性FⅧ或FⅨ浓缩物、基因重组FⅧ、FⅨ、FⅦ产品的治疗过程。

随着凝血因子制品的不断发展，血浆和冷沉淀不再是血友病治疗的首选产品，但是由于全国各地的治疗水平和凝血因子供应能力参差不齐，血友病患者还经常会发生出血后输注血浆或冷沉淀的情况。

尽管我国的血浆和冷沉淀等血制品有批签发制度，相对安全，但血友病患者由于经常使用血制品，属于高危人群，更容易感染丙型肝炎病毒（HCV）。

101. 血友病患者丙型肝炎病毒的感染率？

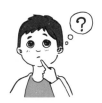

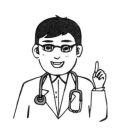早些年我国多位学者曾对血友病患者中HCV感染情况进行调查，结果显示血友病患者中丙型肝炎抗体（HCV-Ab）阳性率为8.82%～35.60%。1985年，我国开始采用病毒灭活技术，显著降低了病毒感染的风险，血浆源性凝血因子的安全性得到了很大的提高。随着凝血因子产品的不断丰富，国内血友病患者不再以血浆和冷沉淀作为主要治疗药物，HCV感染率有所下降，有学者调查国内血友病患者HCV的感染率为6.2%，HCV-Ab阳性率为3%。

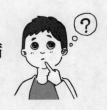

102. 血友病合并丙型肝炎病毒感染的危害？

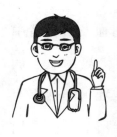

HCV感染后，患者临床表现不完全一致。大约25%急性感染者可自发清除病毒，其他患者由于免疫功能异常等因素可引起慢性感染，部分持续多年的慢性感染逐渐进展到肝硬化，甚至肝癌。

而HCV感染是血友病患者发病和死亡的重要原因，根据英国血友病患者HCV自然病史研究，在22年的感染病史期间，83%的患者转为慢性转氨酶升高，至少19%的患者活检证实正在逐渐出现肝硬化，9%的患者逐渐出现肝衰竭。

随着丙型肝炎知识的普及，越来越多的感染HCV的血友病患者能够主动筛查，从而能早期发现、早期治疗，阻断疾病进展，达到治愈的目标。

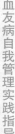

血友病自我管理实践指导

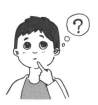

103.

感染丙型肝炎病毒后多久会发展成肝硬化甚至肝癌？

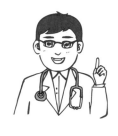

HCV感染后病情通常进展缓慢，感染后20年，儿童和年轻女性的肝硬化发生率为2%～4%；而中年人因输血感染丙型肝炎后发生肝硬化的比例为18%～30%。

感染30年后，丙型肝炎相关的肝细胞癌（HCC）发生率为1%～3%，主要见于肝硬化和进展期肝纤维化患者，一旦发展成为肝硬化，HCC的年发生率为2%～4%。输血后丙型肝炎患者的HCC发生率相对较高。肝硬化和HCC是慢性丙型肝炎患者的主要死因。一旦发生肝硬化，10年生存率约为80%，如出现失代偿，10年生存率仅为25%。HCC在诊断后的第1年死亡的可能性为33%（图7-1）。

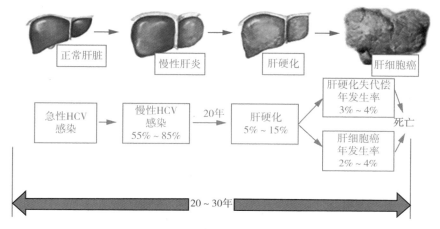

图7-1　丙型肝炎病毒感染后肝脏转归

知 识 拓 展

- 失代偿是指人体的器官已经病变或破坏到一定程度，无法再满足人体正常的新陈代谢需求。失代偿期一般出现在疾病的晚期，说明疾病已经处于一个无法挽回和治疗无效的阶段。

- 一般来说，失代偿期是相对于代偿期而言。代偿期是指人体的一些脏器在受到损害后，该器官无法完成正常的生理活动和功能，但所保留的另外一个器官可以代替它满足人体正常的新陈代谢和生理需求。

- 临床上常见的代偿和失代偿的情况往往表现在肝硬化的患者，以此表明肝脏的功能情况。如果患者反复出现失代偿，应及时到正规医院就诊，在专业医生的指导下对症用药，以免延误病情，造成不良后果。

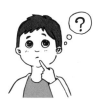

104. 血友病合并丙型肝炎的治疗目标？

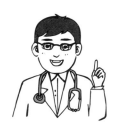

对于HCV感染的患者，无论是急性丙型肝炎还是慢性丙型肝炎，均需要抗病毒治疗。抗病毒治疗的目标如下。

（1）清除HCV，获得治愈。

（2）清除或减轻HCV相关肝损害，阻止进展为肝硬化、失代偿期肝硬化、肝衰竭或肝癌，提高患者的长期生存率，改善患者的生活质量。

（3）预防HCV传播。

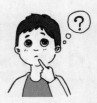

105. 血友病合并丙型肝炎患者在日常生活中应该注意哪些事项?

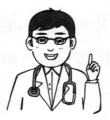

（1）**预防传染**：家庭成员间不要共用卫生用具，夫妻间性生活应采取防护措施，性生活尽量使用安全套。

（2）**医疗废弃物处理**：实施家庭治疗的患者，使用后的医疗废弃物应妥善处理，尤其是针头，应放入利器盒内送至医疗机构处理，不能混入生活垃圾。

（3）**避免有毒的化学物质**：少吃含色素和防腐剂过多的食品，不吃霉变或腐烂的食物。

（4）**注意合理的饮食**：饮食要少食含脂肪、糖、色素、防腐剂过多的食品，以有效减轻肝脏负担。还应适当增加蛋白质和维生素的摄入量。

（5）**合理作息**：丙型肝炎患者要注意休息，补充睡眠，这样有利于肝细胞的修复和再生，同时对患者病情的好转也是有帮助的。

（6）**保持心情舒畅**：丙型肝炎患者应该保持心情舒畅，坦然接受疾病，积极地面对疾病，配合医生积极治疗，树立战胜疾病的信心，切勿产生焦虑、烦躁的心情。

106.

血友病合并丙型肝炎能治好吗？

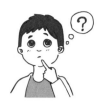

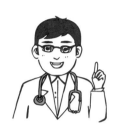

在直接抗病毒药物（DAAs）未上市前，血友病合并丙型肝炎的治疗都是予以干扰素联合利巴韦林治疗，疗程长且副作用多，总体清除率达30%～86%。部分患者由于身体原因及疾病已经进展到肝硬化，只能进行保肝、对症治疗。

而DAAs则具有口服方便、安全性高的特点，根据疾病程度疗程8～24周不等，有效率可达到90%～100%。早诊断早治疗至关重要，慢性丙型肝炎已经可以达到治愈的目标。

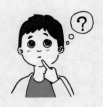

107. 血友病患者该如何进行丙型肝炎的筛查?

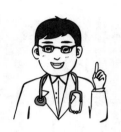

血友病患者作为HCV感染的高危人群,一定要定期筛查HCV-Ab及HCV-RNA定量来确定是否存在HCV感染,一般可1～2年检测一次。对于确诊为HCV感染,且HCV-RNA检测结果是阳性的患者,需要进行抗HCV的治疗(图7-2)。

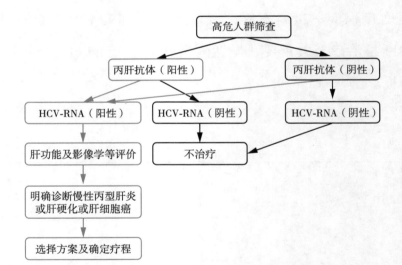

图7-2 丙型肝炎筛查流程

108.

抗丙型肝炎病毒治疗费用高吗？有没有优惠的医保政策？

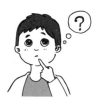

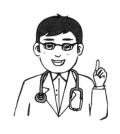

目前，国内上市的口服直接抗病毒药物（DAAs）费用逐年下调，但属于自费用药，患者负担还是比较重的。由于全国没有统一的医保政策，各地患者的报销政策不尽相同。我们以天津为例，介绍一下血友病患者合并感染丙型肝炎的治疗待遇。

天津市医保局为了帮助患者早诊断早治疗，在天津市第二人民医院开设了基本医疗保险丙型肝炎门诊，并实行"按人头付费"的医保支付模式，定点就医，极大地减轻了患者的经济负担。

知 识 拓 展

- 按人头付费方式是指医保机构按照预先确定的每个服务人口的付费标准，以及医疗机构签约服务的参保人员数，向医疗机构支付费用，但是不再考虑实际发生的医疗服务数量。
- 当然，缺点是病情较为简单的患者更容易被医院所接收，具体要求及政策细节请咨询当地医疗机构。

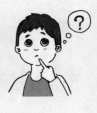

109. 我国血友病患者合并感染乙型肝炎的比例是多少？如果感染了乙型肝炎病毒怎么办？

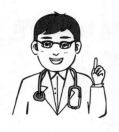

既往我国血友病患者HBsAg阳性率为4.32%。近几年，随着基因重组凝血因子的广泛使用，感染率有所下降。有学者调查目前HBV的感染率为1.7%。

血友病患者得了乙型肝炎不必害怕，目前乙型肝炎完全是可防可控的，对HBsAg阳性的患者要每隔3～6个月到医院定期监测，对于发病患者要及时进行抗病毒药治疗，防止疾病进展，从而改善患者预后。目前抗病毒药物主要有干扰素和口服核苷（酸）类似物两大类，对于血友病患者优先考虑口服核苷（酸）类似物药物进行抗病毒治疗，具体服药时机及用药选择建议在肝病科临床医生指导下进行。

◆

知识拓展

- 急性乙型肝炎病毒（HBV）感染，在围生期和婴幼儿时期感染HBV中，分别有90%和25%～30%将发展成慢性感染，而5岁以后感染者仅有5%～10%发展为慢性感染。
- 慢性感染者中有一些为无症状的病毒携带状态，暂不需治疗。
- 但当部分患者出现乏力、食欲减退、恶心、呕吐、厌油腻、尿色变黄等症状，并伴有肝功能异常时则需要抗病毒治疗。

血友病自我管理实践指导

病友对你说

丙型肝炎需早诊断、规范治疗！

姓名：段某　诊断：血友病　性别：男

　　我是一名血友病患者，有时会参加血友病中心组织的培训活动，知道了输注血液制品或血浆浓缩因子可能会感染乙型肝炎、丙型肝炎或其他血液传播疾病。由于自己也曾用过血浆源性凝血因子和冷沉淀，也产生了自己是否会被感染的疑虑。但转念一想，自己一向体检指标正常，没有什么身体异常症状，况且当时自己出血频率不高，每年也就用几次凝血因子，抱着侥幸的心理，总觉得自己不会那么倒霉，慢慢也就把这件事给淡忘了。**可每当看到有病例的报道，又总是让我心里不够踏实，甚至有些担心害怕。**甚至在我的外甥（也是血友病患者）因为出国留学查体被查出患有丙型肝炎的情况下，都没有引起我对自身是否也会被感染的足够重视，仍旧认为自己身体没有任何不适的感觉，我会是幸运的那部分人。

　　大概是2011年前后，在天津市血友病联谊会的积极努力下，天津传染病医院开展了"丙型肝炎易感人群——血友病患者丙型肝炎免费排查"活动。我注意并了解了该项活动的安排，也知道这种检查对我们血友病患者的必要性。自己也曾犹豫是否应该排查一下，可是出于自己固执的性格，再加

第七章　血友病合并乙型肝炎、丙型肝炎的管理

上担心舟车劳顿对自己脆弱身体可能带来不便，更重要的是有一种害怕被查出患病的潜在意识，经过血友病这么多年的痛苦折磨，没有勇气再去面对新的重大疾病的打击。

然而，就是因为自己对科学认知的不够重视，就这样拖延了对疾病的及早发现。迷信地祈求上苍的赐福，也没能改变命运中的不幸，该来的还是来了。2012年9月单位体检的结果提示我肝功能指标异常，建议做进一步检查。这时我有了一种不祥的预感。可我还是不敢面对现实，还在进行心理安慰："我可能是因为劳累、喝酒、用药等因素而造成的一般性肝功能异常吧！不太可能被感染上丙型肝炎吧！"但这次出于无奈，还是去传染病医院做了检查，当天的B超显示肝脏没有明显问题，1周之后，血液检查最后结果出来了，HCV-Ab阳性。这时糟糕的心情可想而知，矛盾复杂的心理交织，既难过、害怕、悲愤又轻松释怀。难过的是命运的不幸和坎坷，害怕的是丙型肝炎治疗和病情发展的痛苦，以及对未来人生的不确定性，悲愤的是得这种病都不知道该由谁来负责，轻松释怀的是这么多年来的担心终于有了结果，一切就随他去吧，今生已经糟成这样，以后爱怎样怎样，对生活不再抱有更多美好期许，经过这么多磨难也看透看淡了人生。

不论心情怎样，病总还是要治的，从2012年10月开始进入了漫长、痛苦而曲折的丙型肝炎治疗过程。通过上网查询和医生的介绍，自己对丙型肝炎的知识和治疗方法、过程有了一定的认识，也有了心理及生活上的准备，但当自己正

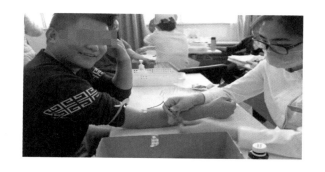

式进入治疗过程后，产生的生理、心理冲击及经济费用压力还是挺大的。从身体方面来说，每周一次的干扰素注射，需要跑医院，要经历1～1.5年，对每个人都是不小的耐力考验；同时每周还要抽血化验观察相关指标的变化，这些对我们血友病患者本就脆弱的身体来说，都是重重困难和挑战，也都会增加出血的可能。

从生理方面说，药物的副作用表现还是很明显的，除了乏力、疲倦、恶心、食欲减退、脱发等一般症状外，最严重的是血常规指标的大幅度下降，尤其是白细胞数值很低，有时会低到只有$0.7 \times 10^9/L$［正常值为（4～10）$\times 10^9/L$］的水平，容易发生感染。所以，我不得不暂时停止干扰素治疗，这也导致药效的持续性和治疗效果大打折扣，甚至可能面临只能选择终止放弃治疗的遭遇，但每当出现这种情况，还是要反复打促使白细胞升高的针剂。另外，我还出现了体重明显下降的问题，甚至出现了不知是否与药物有关的多颗牙齿掉牙的问题。

从心理方面说，由于药物而产生的生理病痛和治疗过程的繁复曲折，从而造成对生活缺乏兴趣、情绪低落、易怒、抑郁倾向等都有所表现。

说到经济负担，则是除医保支付外，整个治疗周期我们个人还需要自付1万～2万元，这对我们这些人来说无疑又是一笔不小的负担。

谈及我的治疗过程的曲折性，主要是由于自己过于自信的性格缺点和对医学科学及医生医嘱缺乏足够的尊重和认知而造成的。丙型肝炎的干扰素规范治疗周期应该在1年以上，医生告诉我，像我这种因为白细胞数值低而不能每周持续治疗，经常间隔注射的情况，则需要1年半的时间。我开始的治疗还算顺利，对药物比较敏感，药效也较好。记得好像注射了三四次，病毒指标就降下来了，丙型肝炎化验结果也呈阴性。所以在艰难坚持了七八个月的时候，我觉得指标都正常了，同时也对继续治疗的痛苦有些畏难，于是自行决定停止药物注射。

就在停止治疗大概3个月以后的一次丙型肝炎复查时，出现了让我吃惊和害怕的化验结果，丙型肝炎的病毒数比最初确诊时高出1倍还多，而且复制速度如此之快，出乎意料，这次真是惊出了冷汗。医生告诉我，再次治疗会增加难度且周期恐怕更长。前期的艰辛治疗付出和成果付之东流，一切归零需要从头再来。那时的沮丧心情可想而知，就这样我又踏上了如前所述的再一次痛苦、烦恼而无奈的漫长治疗之路。这期间原来与我同期治疗的其他病友都相继完成规范

172

血友病自我管理实践指导

治疗过程，检测结果稳定正常。听到他们的信息，自己心理更是后悔不已。还好在第二个治疗周期里，天津市对丙型肝炎的医保政策进行了调整，我们不需要再去办住院治疗，而是像门诊特殊病一样实行日间住院治疗，不但简化了手续，而且减轻了一些经济支出。值得高兴和庆幸的是这一次自己在日常血常规指标较低的状况下，咬牙坚持了下来，完成了整个规范的治疗，终于也收获了丙型肝炎临床治愈的理想结果，且1年多次复查结果均稳定无复发。

就在我的第二次治疗进入后期时，国内已经有病友开始用国外的口服药治疗丙型肝炎了。据说现在国内治疗也是用上了口服药，不但药效好，且痛苦少、周期短，经济支出也少。**由此可见，随着科技的进步，医学的发展，各种疑难重大疾病的治疗会得到大大改善或攻克，相信我们血友病治疗的明天也会更好。**

一位血友病患者的自诉

（苗　静　王立新）

第八章

血友病儿童和家长心理指导

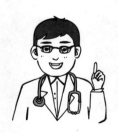

110.

血友病患者常见的心理反应有哪些?

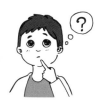

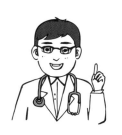

调查显示，血友病患者较常遭遇的负面心理包括孤独、低自尊、内疚、愤怒、恐惧与紧张。与一般人群相似，出血性疾病的成人有几种压力来源，包括社交、家庭、职业和财务以及慢性疼痛。区别于成年患者，血友病儿童的心理压力受各阶段成长主题的影响，主要来自于患儿自身、家庭、伙伴群体和社会环境等。

知识拓展

如果说个人心理的终身发展是一幕戏剧，那么前6年创建剧本（人格基础），后6年搭建舞台（习惯养成），再6年慌乱排演（青春期向成年早期过渡），人生的前18年对于一个身患慢性出血性疾病的孩子来说，可能更为困难。

他们会比同龄孩子经历更多的疼痛、恐惧、困惑，他们需要认知与病痛相伴的自己具有哪些特别之处，又拥有哪些可以把他们和别人联结起来的普遍特质与情感，让他们觉得自己与其他同学和朋友没多大不同，可以正常学习和游戏。

111. 学龄前血友病患儿的心理需求有哪些?

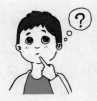

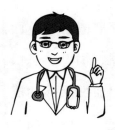

幼小的孩子大多以自我为中心,他们相信自己眼中的快乐或悲伤就是世界的全部。因此,幼小的血友病患儿需要抚养者更具稳定性与包容力的照顾。

血友病自我管理实践指导

知识拓展

父母怎么做?

- 当血友病患儿身处病痛,母亲的温柔、平静与爱,可以安抚孩子的恐惧,降低孩子的心理创伤,给孩子的身心发展带来积极影响。

- 对于稍大一点的孩子需要更多解释工作,应提醒孩子哪些活动可能导致出血,而怎样的活动是可以适度参与的,只要他达到父母的要求,他就可以去玩,玩得开心。

- 在这个过程中,血友病患儿的父母主要是陈述规则、明确界限,孩子将在这种温和而坚定的界限内也会感受到安心,学会对自己负责。但父母要避免恐吓或惊吓孩子,因为焦虑和紧张也容易导致出血。同样需要避免的还有因为内疚或情感回避造成的忽视。

112. 学龄期血友病患儿的心理需求有哪些?

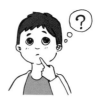

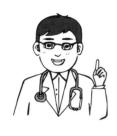

这个年龄段的孩子已经渐渐能够明白自己的情况，理解出血的原因和影响，知道哪类活动可能导致出血，也了解发生紧急情况需要求助。

在这个阶段，孩子们开始考虑别人的感受，比如他们会担心父母，也会顾忌有没有给老师或朋友带来"麻烦"。多数患儿都有过不告诉大人自己疼痛或流血的经历，因为他们不想让别人感到忧心或因为他们承受压力。

知识拓展

父母怎么做?

- 父母要让孩子放心，让他们知道只有及时报告出血状况，一起采取恰当的措施，才能确保出血迅速愈合，这对他们自己及整个家庭都是最好的做法。

- 当孩子报告出血时，家长应该保持冷静，并给孩子提供支持，帮助他尽快止血，过度反应或责备会把孩子孤独地留在病痛里。

113. 青少年血友病患儿的心理需求有哪些?

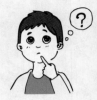

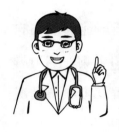

进入青春期（11～13岁起），患儿很可能已经像大人一样了解血友病了。青少年担心别人的想法，患血友病可能会让他们感觉自己和别人是不一样的，他们担心被同龄人评判，害怕被孤立。

因患病感到自卑的孩子，可能会对自己过分严苛，或者相反地表现出颓废放任。在人际关系中也很难保持自在的心态，为了回避自卑感，他们可能会远离人群或藏起自己真实的情感，以快乐的样子示人。

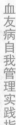

知识拓展

父母怎么做?

- 作为父母，你要成为一个好的倾听者来帮助你的孩子，不要试图替代他们解决问题，或者告诉年轻人他们应该怎么想。父母需要做的是倾听、理解和支持。

- 倾听青少年的烦恼，理解他的自我怀疑，支持他的积极尝试。对于他们来说，多去认识其他患有出血性疾病的青少年也很有帮助，从而让他们知道自己并不孤单。

114. 血友病患儿的父母会经历哪些心理过程？

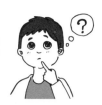

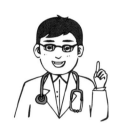

孩子刚被确诊为血友病时，父母通常会经历一段"心理休克期"，对孩子疾病的担忧、无助和巨大的自责向他们袭来。在工作中我们常会发现，由于血友病的遗传特性，作为孩子主要抚养人的母亲，其痛苦和自责往往更深。由于震惊和对疾病的不了解，父母会被巨大的压力和坏情绪淹没，无法理性思考，更多时候只能感到束手无策甚至绝望，此时需要被救助的不只是孩子，而是整个家庭。

从无法接受到接受，一段由否定、攻击、退缩，走向接纳、平和及积极应对的旅程正在慢慢展开。

（1）**否认**：当人们面对突然打击时，否认是一种常见的自我保护机制，刚刚得到孩子患病消息的父母往往会本能性的否认。当面对现实太过困难，否认现实可以带来希望和心理喘息，但如果长期处于否认状态会影响自己作为监护人的理性判断，进而影响孩子的健康。父母否认疾病的伤害，可能错过孩子出血的迹象，贻误病情。而否认疾病的可治性和孩子发展的多样性，对孩子的心理成长也十分不利。

（2）**攻击**：愤怒或悲伤引发的攻击在血友病家庭中并不少见，由于血友病具有遗传特性，父母的一方可能会责怪另一方，而携带基因的抚养者也可能会将这种攻击转向自身，深感内疚。照顾患儿的压力可能令家长情绪失控，此时家人尤其是夫妻间的相互支持、情感沟通可以有效疏解情绪张力。在恐惧和压力下，家人间的攻击和情绪敏感可能会伤害感情，此时开放的交谈而非回避，有助于消除隔膜，获得理解。

（3）退缩：退缩可以体现为消极行动或情感撤退，怀有内疚的抚养者可能会在情感上与孩子疏远、回避与家人朋友倾诉。回避也可能体现为拖延或不行动，影响生活或工作。作为患儿家长，时常有意识地觉察情绪、关注自己的心理需求是非常必要的，自我照顾是照顾患儿的前提。

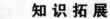

知 识 拓 展

父母怎么做？

- 希望家长可以了解，父母并没有做错什么，传递出血性疾病的基因和传递肤色的基因没有什么不同，这些与你们能够给予他珍贵的生命相比显得微不足道。深陷在自责或指责中，可能会错过孩子美好的童年经历，无论有没有医学诊断，孩子都有权利享受每天应有的快乐。

- 作为家长，我们首先需要建立的观念是，出血性疾病只是孩子生活的一部分，出血障碍不应该定义他的身份。

每个孩子都有自己独特的成长道路，患有出血性疾病的儿童同样也有能力过上成功和充实的生活。

- 当相互扶持渡过这些考验，家庭开始对疾病更加接受，并学会如何团结起来迎击困难。父母自己学习一些减压的方法非常必要，当感到疲惫时，20分钟的呼吸放松或肌肉放松可以帮助恢复饱满的精神，同时对情绪的关注也能让父母提高觉察力，而不是把情绪转移到其他家人身上。家长可以更多地去了解血友病及罹患此类疾病孩子的生活现状，不要封闭自己，多多加入社会团体，参与健康讨论和团体活动。

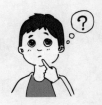

115. 血友病患儿有心理问题怎么办？

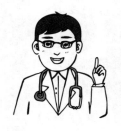

　　无论是对普通家庭，还是一个被血友病侵袭的家庭来说，学习如何读懂孩子，更好地与孩子沟通，以及掌握一些有效应对压力的策略都是非常重要的。对血友病孩子及其家庭的心理干预可以通过药物治疗、心理咨询、团体心理辅导和家庭随访等方式实现，所有这些都被证明可以改善孩子的情绪和行为问题。

　　如果您发现孩子的成长或教育遇到困难，但还不能确定是否需要心理帮助，鼓励孩子先去参加为血友病群体举办的团体心理辅导活动是不错的选择，这样的群体活动更容易令孩子找到归属感，感受到他人对自己的积极关注。如果全家都能参与活动，效果将会更好，在活动结束后多与活动组织者、心理咨询师讨论他们对孩子的发现，并在家庭教育中做出调整。当您对孩子的心理状态有了更多的了解，您就可以选择是否需要寻求进一步帮助。

知 识 拓 展

很多家长对团体心理辅导感到担忧，不明白把孩子甚至家庭聚在一起开展活动的意义。我们的实践经验是，团体心理辅导为孩子们提供了一个发现问题、尝试各种解决方案的安全空间，持续稳定的团辅活动会给孩子们带来意想不到的收获。

（1）**发现心理需求**：在团体心理辅导中，可以发现孩子们在当前发展阶段正在遭遇的困境，如自我怀疑、低自尊、人际交往困难、亲子关系疏远等，为改善和促进心理健康提供可能。

（2）**解决心理问题**：团体心理辅导是一个表达、互动、引导、领悟的过程，孩子们可以用外部材料（如绘画、沙盘、故事叙述等）把自我观念表达出来，并通过对这些材料的心理操作反思困境、改善情绪，对一般心理问题具有辅助治疗的意义。

（3）**促进心理发展**：团体心理辅导可以促进孩子对自我和他人的了解，练习人际沟通的技能，建立健康的自尊、自信。同时，亲子活动还对改善家庭关系大有裨益。

我们将在下面的内容里简述一些活动案例，旨在以更直接的方式展现心理疏导活动的过程，借此激发求助家庭和助人者更多的思考和探索。

血友病儿童团体心理辅导活动

在前面的内容中，我们简述了由于长期受到出血危险的侵染，血友病儿童可能遭遇许多心理困境，这些孩子需要更多的心理疏导活动方案增加他们面对自己、朋友和家人时的心理承受力。下面介绍一些心理疏导活动方案设计相关的知识，家长朋友可以酌情参考、借鉴。

设计血友病儿童心理疏导活动时可以关注以下要点：①丰富自我认知；②管理情绪；③提升自信；④缓解心理压力；⑤提高表达与沟通能力。

以拓展自我认知为例，组长（或家长）在活动中可以示范如何认识自己的方法：

1.我的外貌是怎样的？

"我中等身材，个子不高，但肌肉结实。"

"我留平头，圆脸，肤色略黑，因为我喜欢户外运动。五官中我最喜欢自己的眼睛，它们明亮又有神。"

2.我的个性是怎样的？

"我有些内向，在陌生环境总会有点不自在。"

"我个性随和，人缘好，对别人的困难总是愿意伸出援手。"

"做错事情我总是先怪自己，容易陷入自责。"

3.我的爱好是怎样的?

"我喜欢吹葫芦丝,画画也不错,当我的画笔落在白纸上我就仿佛进入了一个自由又欢乐的世界。"

4.我的家庭和学校生活是怎样的?

"我和爸爸妈妈生活在一起,我和他们关系都不错,爸爸话不多很耐心,妈妈爱唠叨,但她的话我基本都会听的。"

"我喜欢上学,在学校可以和同学一起玩,我有两个好朋友,跟他们课间出去玩是最开心的事。"

5.我的病和我的关系?

"我恨我的病,我想做一只在天上自由飞翔的蝴蝶,但生病让我成了一条被大网困住的小鱼。"

"血友病给我的家人带来了很多痛苦,我常看到妈妈为我的出血焦急流泪,家里为我花了很多钱,我希望自己能够健康,不令父母担心。"

"因为生病我失去很多运动的机会,那时我只好去阅读,这是一个安全的娱乐。现在我在读书中找到了奔跑时那种爽快的感觉。"

请组员通过练习,多角度地思考增加对自己的认识,感受自己的个人特质和生命的意义。同时,组长也可以请组员互相反馈印象,丰富每个组员的自我认知。

活动案例一："我就喜欢我"

本案例有助于促进儿童自我认识的心理活动。

1. 活动目标

（1）促进孩子自我认知，鼓励积极自我评价。

（2）培养孩子的自信和抗挫折能力。

（3）发展孩子表达自我感受、理解他人感受的能力。

2. 活动材料

电脑、投影仪、视频短片《我就喜欢我》（可根据同名绘本自行编辑制作）、白纸、彩纸、蜡笔、水彩笔、剪刀、胶棒等。

3. 适合人群

年龄相近的血友病青少年，推荐在10～15岁孩子中使用。

可分组进行，每组最佳人数8～12人。

4. 活动程序

（1）破冰游戏：通过循环自我介绍等团队融合游戏，使组员消除陌生感与隔阂。

（2）影片赏析：观看自制视频短片《我就喜欢我》，在老师的引导下进行讨论，请大家谈谈这部影片引发了他们怎样的联想。

（3）思考自己：请孩子们思考自己的个人特点，挑选10个写在纸上。回顾自己的10个特质，有多少正面评价，多少负面评价，多少中性评价，请大家自由分享感受。

（4）纸人偶：老师展示自己制作的纸人偶，指导孩子们如何制作纸人偶。请孩子们根据自己的创意制作"形象人偶"。

1）"我眼中的我"：两人一组，展示并讲述自己的人偶。在小组中展示自己的人偶，并分享看到自己和其他组员自我形象人偶时的感受。

2）"我眼中的他"：两人一组（可延续上一项活动分组），根据对对方的观察和既往了解，制作"我心中的他"人偶。

（5）分享讨论：人偶制作完毕，两人组内分享讨论，了解别人是如何理解和看待自己的，这些看法令自己有怎样的感受。在老师的引导下，所有参与者将自己的两个人偶分别介绍给其他组员，大家自由欣赏5分钟。然后所有组员围成一个圈圈坐下，每个人拿到两个"形象人偶"，轮流陈述自己看到这两个形象的感觉，描述自己眼中的自己和别人眼中的自己有什么异同，自己有怎样的发现。

（6）活动感悟：培训老师可以深化活动主题，带大家理解自我认知的重要性。青春期的孩子常常会陷入自我怀疑和自我否定，在总结个人特质时着眼于缺点，用"胖""懒""成绩一般"之类的词语表述自己。通过活动，孩子们意识到自己的"内部语言"损伤着自信，而他人眼中的自己要优秀很多，在活动里孩子们尝试着更加全面地看待自己和他人，也习得了自尊与爱人的品质。

活动案例二:"情绪彩绘"

本案例有助于促进情感认知的活动。

1.活动目标

(1)使用艺术疗法促进孩子的情绪表达和压力疏导。

(2)提高孩子的观察力、想象力以及对自我和他人情绪的觉察能力。

(3)通过绘画了解孩子个性和心理现状,也可用于创伤的心理疗愈。

(4)通过绘画分享,提高孩子的语言表达能力和沟通能力。

2.活动材料

自然素材、水粉专用纸、水粉颜料、画板、调色盘、水盆、胶棒、白乳胶、剪刀、音乐等。

3.活动人群

本活动适合年龄在5岁以上的儿童及青少年,活动人数没有严格限制。

4.活动程序

(1)活动地点:可以安排在公园或广场,最好周围有树木、植物等丰富的自然材料。如果现实条件不允许,可以请孩子在参加活动前自己采集素材,带到现场。

(2)观察素材:引导孩子对自然素材进行观察,挑选最吸引自己的自然素材(如石子、树叶、植物种子或果实等),

讲述自己对这些素材的感受。

（3）情绪涂鸦：挑选喜欢的颜色在白纸上画出点、线、图形，熟悉图画的基本要素。试着用不同的线条或图形表达不同的情绪。伴随音乐进行涂鸦，体会图画与情绪的结合。

（4）结合自然素材的创意绘画"我的多彩情绪"：引导孩子们以"我的多彩情绪"为主题，将自己之前采集到的天然素材固定于画纸上，并在此基础上进行创意绘画。

引导语：请找出几个最能代表你情绪的天然材料，把他们放置在纸上固定好。在纸的其他部分你可以使用水粉作画，来补足或装饰你的"情绪图画"。当然，如果你只想用素材或水彩作画也完全没有问题。

（5）讲述"多彩情绪故事"：组员们围坐在一起，请每个人描述自己的创意作品，讲讲"我的情绪故事"。在讲述过程中引导大家给予讲述者积极的回应，鼓励孩子们说出自己的情绪感受，并加深对他人情绪的认识与理解。

5.活动感悟

培训老师可适当引导，鼓励孩子多多体验和表达，如在悲伤或激烈的音乐后，让孩子们观察自己的涂鸦，并请他们"命名"这些图画表达的情绪，并试着询问"什么情况下你会有这样的感受？""它令你想到什么吗？"。

绘画也可以达到疏导不良情绪的效果，如可以在负面情绪表达后引入平静、欢快的音乐，让孩子们体验情绪的转换。调查显示，多数血友病患者存在情绪困扰，如果缺乏疏导情绪的策略，孩子们只好压抑、忍受。心理绘画提供了一个安全的环境，让孩子们尝试整合复杂情绪，孩子们会在"我的多彩情绪"中展示对喜怒哀乐的表达，体验情感的整合与再理解。在活动中培训师只需鼓励组员自由表达，让组员相互支持，每个人内在的领悟会在活动中自然展开。

活动案例三："人物雕塑"

本案例有助于促进亲子理解与沟通的活动。

1.活动目标

（1）促进所有参与者表达和沟通能力的发展。

（2）增进亲子间的理解与沟通。

2.活动人群

本活动适合年龄7岁以上的儿童、青少年及其家长共同参与，活动人数没有严格限制。

3.活动程序

（1）请5组志愿家庭（一位家长和一位儿童）组合参加"城市雕塑"活动，其他家庭作为雕塑欣赏者坐在台下观摩，参与讨论。

（2）邀请儿童作为"雕塑师"，家长作为"雕塑"，完成第一次活动。

指导语如下：这是一座美丽的新城，市政府决定在这座城市里建立5座美丽的人物雕塑，将放在显著位置加以展示。市长邀请了5位小雕塑师，下面请他们运用想象去创作。家长们，从这一刻起，你们将成为静默的雕塑，按照你们雕塑师的要求摆出他们希望的动作及表情，全程不许语言交流。

（3）"雕塑"创作完成，请家长保持姿态进行展示。培训师询问家长被安排及保持姿态时的感受，并请孩子讲述"塑造"父母的感受。

4.活动感悟

由于一直被出血威胁，血友病儿童的行为大多被严格限制。理解父母良苦用心与感觉委屈的矛盾，在活动中得以充分表达。在轻松的活动中我们可以放下评判，培训师引导组员换位思考，做出有效沟通，体会安排别人与被别人安排同样的不容易，体会关系中的爱，以及表达爱意的方式，使活动主旨得到升华。

有的孩子会表现出捉弄大人的样子，给他们制造困难，让大人体验了身体被束缚的感受；也有一些孩子因为心疼父母表现出超越同龄人的体贴，令家长倍感欣慰。无论是尝试让别人理解自己，还是去理解别人，都是开放和突破自己的尝试，是成长的必经之路。

活动案例四："缓缓行，慢慢走"

本案例有助于促进亲子理解与沟通的活动。

1.活动目标

（1）促进家长对孩子处境的理解，及对孩子感受的思考。

（2）加强血友病儿童与父母的沟通与协作。

2.活动人群

本活动适合年龄在7岁以上的儿童、青少年及其家长共同参与，活动人数没有严格限制。

3.活动程序（血友病儿童参与活动时，注意安全，避免磕碰）

（1）将所有家庭分为两组，每一组的家长和孩子分成两队分别站在设有障碍的赛道两端。

（2）比赛开始，两队的家长以最快的速度穿上组织者自制的弹力"一步裙"。绕过障碍到达对面，将一步裙交给孩子，孩子穿上原路返回，交给下一位家长。如此往复，直至所有队员完成比赛。先完成的队伍获胜。

（3）获胜队再分成两队比拼，决出优胜家庭。

（4）比赛结束后，请家长谈论比赛感受。在无法快步、大步行走时的感受和心情。

4.活动感悟

血友病儿童的运动是受到严格限制的，但作为一个普通的孩子，爱玩好动又是他们的天性。父母既希望他们有机会锻炼身体、融入集体，又担心他们是否能够掌握尺度照顾好自己。心理疏导活动可以使孩子们在有保护的情况下，体验到运动比拼的快感，并向家长展示了孩子的运动能力和自我保护意识。由于可以参与到孩子自我拓展和自我控制的过程中来，家长也会愈加放松和信任。

在本次活动中，家长还体验到"保护"如果成为一种"束缚"，会阻碍人的发展。通过克服活动道具带来的限制，家长理解到孩子在限制活动下的真实感受，从而促进了亲子间的沟通与了解。

对每天生活在一起的家人来说，彼此是自己最熟悉的人，但我们真的了解对方的感受吗？沟通的第一步是了解，而只有愿意站到对方角度去了解的人，才能发现真相，获得尊重。我们在活动中希望把这样的观念传递给孩子们，让他们在家庭和社交情境中学习使用，自尊和爱人会成为血友病孩子最好的心灵防护伞。

（彭　佳　黄雪丽）

第九章

血友病医保政策

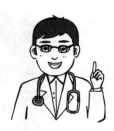

116. 血友病患者可以参加哪些医疗保险？

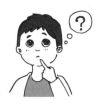

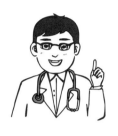

我国的基本医疗保险主要有城乡居民医保和城镇职工医保两种。18岁以下的婴幼儿、学生，以及没有参加工作的成年人均可以参加城乡居民医保，在职职工可以参加城镇职工医保。

由于血友病患者需要终身治疗，经常用药，无论是轻型还是重型，都一定要根据自身条件参加相对应的医疗保险，否则发生医疗费用将只能自费，经济负担很重。

知识拓展

基本医疗保险是为了补偿劳动者因疾病风险造成的经济损失而建立的一项社会保险制度。通过用人单位和个人缴费，建立医疗保险基金，参保人员患病就诊发生医疗费用后，由医疗保险经办机构给予一定的经济补偿，以避免或减轻劳动者因患病、治疗等所带来的经济风险。

我国现阶段建立了城镇职工基本医疗保险制度、新型农村合作医疗制度和城镇居民基本医疗保险制度。其中，城镇职工基本医疗保险由用人单位和职工按照国家规定共同缴纳基本医疗保险费，新型农村合作医疗和城镇居民基本医疗保险实行个人缴费和政府补贴相结合，待遇标准按照国家规定执行。

2016年1月12日，国务院印发《关于整合城乡居民基本医疗保险制度的意见》要求，推进城镇居民医保和新农合制度整合，逐步在全国范围内建立起统一的城乡居民医保制度。具体实施细节未来可能会进行更新，请参考当地最新的政策及文件。

血友病自我管理实践指导

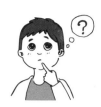

117. 城乡居民医保和城镇职工医保有哪些不同?

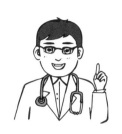

（1）参保对象不同。

（2）**筹资标准不同**：以北京为例，北京城镇职工医保实行全市统筹，基本医疗保险费由用人单位和职工个人双方负担、共同缴纳。北京城乡居民医保实行全市统筹，城乡居民医保缴费采取政府补助和个人缴纳相结合，以政府补助为主的方式筹资。

（3）**参保方式不同**：在职职工参保，参保单位应在与职工建立劳动（工作）关系当月内为其办理参保手续，参保职工从参保缴费当月起享受医保待遇。城乡居民医保集中参保，参保缴费成功后，享受待遇时间为次年的1月1日至12月31日。

（4）**报销标准不同**：我国暂未施行全国统筹，各地医保待遇参差不齐，且会阶段性调整。以下举例仅供参考（表9-1、表9-2）。

表9-1　北京市职工基本医疗保险医疗费用报销比例一览表

		参保人员类别		起付线	封顶线	报销比例	
						社区医院	其他医院
城镇职工	门诊类	在职		1800元	2万元	90%	70%
		退休	70岁以下	1300元			85%
			70岁以上	1300元			90%

		参保人员类别	起付线	报销比例			
				医疗费用金额段	一级医院	二级医院	三级医院
城镇职工	住院类	在职	本年度第一次住院1300元，第二次及以后650元	1300元～3万元	90%	87%	85%
				3万元～4万元	95%	92%	90%
				4万元～10万元	97%	97%	95%
				10万元～50万元	85%		
		退休		1300元～3万元	97%	96.1%	95.5%
				3万元～4万元	98.5%	97.6%	97%
				4万元～10万元	99.1%	99.1%	98.5%
				10万元～50万元	90%		

表9-2　北京市城乡居民基本医疗保险医疗费用报销比例一览表

类别	起付线			报销比例（按医院级别）			封顶线
	一级及以下	二级	三级	一级及以下	二级	三级	
门诊	100元	550元		55%	50%	50%	4500元
住院	300元	800元	1300元	80%	78%	75%～78%	25万元

注：①上表住院起付线特指本年度首次住院，老年人和劳动年龄内居民本年度第二次及以后住院，起付线减半。②学生儿童的住院起付线均减半。③区属三级定点医院住院报销比例为78%。

知 识 拓 展

- **职工医保参保对象**：市级行政区域内的城镇所有用人单位，包括企业、机关、事业单位、社会团体、民办非企业单位的职工，均应参加城镇职工医保。无雇工的个体工商户、非全日制从业人员、其他灵活就业人员，也可以个人缴费，参加城镇职工医保。

- **居民医保参保对象**：

　　（1）城乡老年人：男年满60周岁，女年满50周岁。

　　（2）劳动年龄内居民：男年满16周岁不满60周岁，女年满16周岁不满50周岁。

　　（3）学生儿童：无论是否具有某地户籍，在全日制普通高等院校（包括民办高校）、科研院所、普通中小学校、中等职业学校、特殊教育学校、工读学校就读的在校学生，以及非在校的16周岁以下的人员。

　　注：具体实施细节未来可能会进行更新，请参考当地最新的政策及文件。

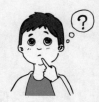

118. 血友病患者为什么要尽早办理门诊特殊病手续?

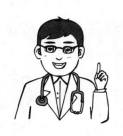

血友病是一种遗传性出血性疾病，目前尚无法治愈，患者需要终身治疗。目前最有效的治疗方法就是凝血因子替代治疗，也就是患者需要长期输注凝血因子浓缩物。由于凝血因子半衰期较短，F Ⅷ为8～12小时，F Ⅸ约为24小时，所以血友病患者需要频繁输注，花费很高，只有办理了门诊特殊病（简称"门特病"）手续以后，才可以提高医保报销比例和医保额度，满足用药需求，减轻家庭负担，提高生活质量。

知识拓展

- 目前，我国没有对血友病实行统一的医保政策，有的地方对血友病实行门诊特殊病管理，有的没有，患者需要住院治疗才能报销。
- 对于门诊特殊病，各地管理方式也不尽相同，也有将血友病纳入门诊慢性病或大病进行管理。
- 具体实施细节未来可能会进行更新，请参考当地最新的政策及文件。

119. 慢性疾病和特殊病种有区别吗?

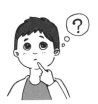

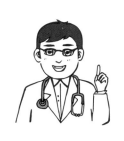

慢性疾病和特殊病种是有区别的，两者包含的范围不一样。

特殊病种是指病程较长，符合住院条件而又可在门诊治疗，需长期依靠药物维持病情稳定的慢性疾病，如恶性肿瘤需放射治疗和化学治疗，肾移植术后需长期服用抗排斥反应药治疗等疾病。

慢性疾病泛指所有起病缓慢或病程迁延6个月以上的疾病，因此特殊病种是慢性疾病的特殊类型。

需要注意的是，某些慢性疾病在达到一定条件后，可以变为特殊病种，如高血压、糖尿病，如果合并有心、脑、肾、眼等部位的并发症，可以由慢性疾病变为特殊病种。

120. 血友病患者如何办理门诊特殊病手续？

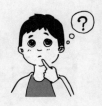

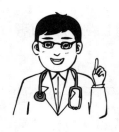

所有参加城镇职工医保或城乡居民医保的参保人，都可以凭借疾病诊断证明和个人身份材料，在县区级医保部门填写申请表，办理门诊特殊病手续。也有在医院办理相关手续的。此外，大部分省市都将血友病特殊门诊待遇列为"长期"，不需要每年申请。

知识拓展

天津市门诊特殊病办理规定如下。

· 办理流程

（1）参保人患有门诊特殊病（以下简称"门特病"），经门特病鉴定机构鉴定符合门特病标准的，按规定在鉴定机构联网办理登记。

（2）已办理异地就医登记的人员持有关材料，到医保分中心办理。参保人到本人选择的门特病治疗定点医疗机构或定点零售药店就诊、购药可享受门特病相关医保待遇。

（3）需要变更门特病治疗医院或药店的，可通过"津医保"手机App、自助机、网厅办理变更，也可到门特病登记鉴定医院或医保分中心办理。

- **办理地点及办理材料**

（1）联网登记：由鉴定机构办理。

（2）分中心登记：①居民身份证或社会保障卡原件（一份）；②代办人身份证或社会保障卡原件（一份，代办人办理时提供）；③《天津市基本医疗保险门诊特殊病种登记（变更）审批表》原件（一份，从本市具备门特病鉴定资质的医疗机构取得，异地就医登记人员无须提供）；④诊断证明、相关检查、化验、病理报告、就诊记录等原件或有效复印件（一份，具体病种参照津人社局发〔2018〕57号文件执行）。

（3）门特病治疗医院、药店变更：①"津医保"手机App、自助机、网厅办理，无须材料；②分中心办理的，持居民身份证或社会保障卡原件（一份），代办人还需提供代办人身份证或社会保障卡原件（一份）。

- **受理条件**

申请材料齐全、符合法定形式，受理申请。

- **收费标准**

不收费。

- **办理时间**

办公时间受理，条件符合、要件齐全的即时办结。

- **注意事项**

首次门特病鉴定登记在异地的参保人，如返回本市居住，需要由本市门特病鉴定中心进行重新鉴定并登记。

门特病种类（13种）：肾透析治疗、肾移植术后抗排斥反应治疗、癌症放化疗、肝移植术后抗排斥反应、血友病、糖尿病、肺心病、红斑狼疮、偏瘫、精神病、癫痫、再生障碍性贫血、慢性血小板减少性紫癜。

注：内容取自天津市医疗保障局医保经办指南《医疗保险门诊特定病种登记及变更》，发布时间：2019-12-10。具体实施细节未来可能会进行更新，请参考当地最新的政策及文件。

121.

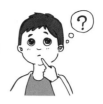

血友病患者如何办理医保报销?

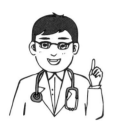

通常每个地区和城市的基本医疗保险和大病保险,都有自己的政策规定,包括年度封顶金额、起付线、参保人群、药品及耗材,病种范围和特定的报销比例划分等。具体内容可咨询当地血友病中心所在医院的医保科。目前,大部分地区都已经实行就诊医院一站式联网结算,无须患者再办理医保报销手续。

知识拓展

- 多方支付是针对罕见病患者个人负担过重推出的一种多方支付医保费用的模式。近年来,国内多位专家学者提出了"1+N"多方共付解决罕见病用药保障的问题。"1+N"指的是通过以政府为支付主体,医疗机构、医药企业、保险机构、社会慈善力量、患者自付多方共付的创新支付模式。

- "1"指的是由国家支付的基本医保,"N"指代包括惠民保、商业保险、医疗救助、慈善捐赠等在内的多元筹资方式。国内许多地区对血友病率先实施了这种支付方式,极大地减轻了患者负担。

- 以天津为例介绍多方支付医保模式，天津血友病患者在基本医保报销之外，还可以获得大病救助、民政救助和慈善援助3次报销，极大程度上提高了报销比例。其中基本医保，大病救助和民政救助无须办理任何手续，凡是符合条件的患者均可自动享受联网结算，只支付自付金额即可，非常简便。天津市慈善协会也会有特定的慈善援助项目帮助血友病患者减轻经济负担。

- 天津居民医保年额度是18万基本医保＋30万大病救助，报销比例是55%，自付超过起付线（按照上一年度居民人均可支配收入的50%确定，2022年是23724.5元）以后会启动大病救助，报销比例是：起付线到10万元，报销60%；10万～20万元，报销65%；20万～30万元，报销70%。

- 天津职工医保年报销额度是45万基本医保＋30万大病救助，报销比例是80%～85%，大病救助规则等同于居民医保；医疗救助对象和享受定期抚恤补助的优抚对象（享受医疗补助人员），居民大病保险起付线在普通人群的基础上降低50%，报销比例提高5个百分点，取消封顶线。

- 医疗救助对象在经基本医疗保险、大病保险、医疗救助等报销后，还有一个"重特大疾病医疗救助"，个人负担在2万元（含）以上，救助比例50%，每年救助1次，救助金额最高10万元。

- 具体实施细节未来可能会进行更新，请参考当地最新的政策及文件。

血友病自我管理实践指导

122. 国内其他地区也有多方共付医保模式吗?

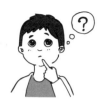

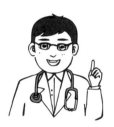

为了减轻患者看病负担,国内许多地区都在探索多方共付医保模式,下面我们介绍几个有特色的地区:

（1）**青岛**：青岛市血友病患者的医保类型有3种,职工医保、居民医保和新农合,在三甲医院,职工医保可以报销85%,居民和新农合医保的可以报销75%,加上青岛市慈善总会的援助项目会有10%～20%的援助,患者负担在5%～10%。职工医保、新农合和独生子家庭在社区医院（一级医院）购药均可实现零自付。对于低保家庭,政府有兜底保障措施。

（2）**深圳**：深圳市是国家经济特区,外来人口多,截至2021年底基本医保的参保人数已经高达1659.62万,医保报销比例在全国名列前茅,一档参保人员住院费用可以报销90%以上。每年医保支付限额与参保人连续参保年限挂钩,超过6年连续参保,其年度医保金额为上年职工年平均工资的六倍加100万元补充医保,2022年已经达到183万元,远高于其他地区。深圳的全民医保体系具有"多层次、多形式、广覆盖、待遇好"的特点。深圳医保分为3个档次,根据医院级别,报销比例有些差异,但是血友病被列为门诊大病，患者不管参加了哪个档次的医保，都可以享受同等待遇，所以血友病患者在门诊看病都可报销90%，加上慈善援助，基本实现了"零自付"。此外，深圳还有一个重特大疾病保险，一年内普通患者住院自付累计超过1万元，贫困低保户住院自付累计超过2000元，超过部分可以再报销70%。需要关节置换和手术治疗的血友病患者通过这项政策也极大地减轻了负担。

（3）**长沙**：长沙市在探索血友病医保支付模式方面也有自己的特色，那就是"大病到医院，预防在药店，康复进社区"。长沙在2011年就实行了"一院一店"模式（定点医院＋定点药店），患者可以直接享受医保报销和慈善援助（援助金额为药价的10%～30%），无须个人垫付资金。居民报销70%，年度限额是15万元，职工报销90%，年度限额是45万，实现了零自付和无门槛费用。患者在定点医院开处方，然后到定点药房取药，进行按需或预防治疗，也可以根据自身需要选择药品，非常方便，自主性强。这种模式的优点是：①不占用医院宝贵资源；②方便患者并减少不必要的支出；③减少医保费用支出。

注：具体实施细节未来可能会进行更新，请参考当地最新的政策及文件。

123. 血友病患者可以申请《残疾证》吗？

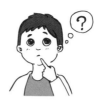

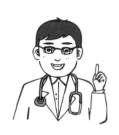

我国残疾人判定不是以疾病种类为判定标准，血友病患者并不是残疾人，但是当血友病患者因关节反复出血导致关节畸形，活动功能障碍或丧失时，可向当地残联提出申请，办理残疾证明，待评定级别后，可享受国家对残疾人在康复、教育、劳动就业、文化生活等方面的优惠政策。具体待遇可以咨询当地政府或街道办事处。

知 识 拓 展

残疾人等级评定标准：根据《中国残疾人使用评定标准》，我国将残疾人划分为7种：①视力残疾；②听力残疾；③言语残疾；④智力残疾；⑤肢体残疾；⑥精神残疾；⑦多重残疾。血友病患者属于肢体残疾，分一级（重度）、二级（中度）和三级（轻度）3个等级。

注：具体实施细节未来可能会进行更新，请参考当地最新的政策及文件。

（左国良　王立新）

第十章

血友病患者的教育和就业

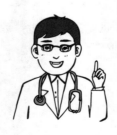

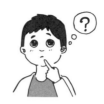

124. 血友病儿童可以入学吗？

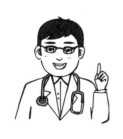

血友病儿童是完全可以入学的，同样可以享受国家义务教育。对于血友病儿童来说，他们的智力和普通儿童一样，能够很好地进行学习。只有掌握了足够的知识，未来才有多种可能实现就业，家长应该为血友病儿童提供更好的环境条件，帮助他们完成义务教育和高等教育。

血友病儿童的家长之所以会担心孩子是否能上学，一方面，一些家长因为主观或客观的原因并没有把孩子患有血友病的事实告诉学校或老师，担心血友病儿童尤其是年龄较小的孩子，在幼儿园或学校里一旦发生出血，尤其是危及生命出血时，得不到及时救治；另一方面，即使学校或老师在知晓了孩子患有血友病的事实，但活泼好动是孩子的天性，在和其他同学一起玩耍时，仍难免有可能会发生严重的出血事件。不过，随着越来越多的儿童接受预防治疗，以及近年来家庭治疗的普及，血友病儿童的出血次数和频率也在逐渐降低，入学率显著提高，缺课缺勤不再是血友病患儿的常态。

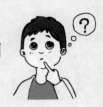

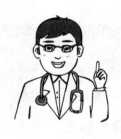

（1）规律地预防治疗，预防和减少出血事件的发生。

（2）学会自我监测身体情况，感觉不适、怀疑出血时，要及时告知老师或家长。

（3）年龄稍大的孩子要学会处理轻度出血，如牙龈出血、鼻出血等。

（4）避免对抗性活动和剧烈运动，避免多人参与的篮球、足球、排球等活动，避免发生肢体碰撞，引发出血。

（5）注意周围环境安全，提高安全防范意识，远离危险，切勿打闹。

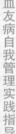

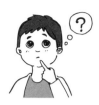

126. 血友病儿童如何渡过青春期？

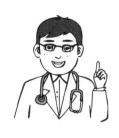

青春期是每个人一生中最为关键的时期，对于血友病孩子更是如此，因为在身体发育阶段发病可能更为频繁，需要更多频次、更大剂量的预防治疗，这也给患者和家庭带来巨大压力和挑战，需要家长与孩子更加密切配合和沟通，保持良好的心态，才能维护健康，为日后更加艰苦的学习生活打下基础。

（1）家长要和学校老师说明病情，留好联系方式，以便发生紧急出血时，老师能够及时联系到患儿家长，进行处理。

（2）尽量避免把孩子的病情泄露给周围人，以免孩子受到歧视，心灵受到创伤。

（3）根据病情，在预防治疗的保护下，选择性地上体育课，参加力所能及的体育锻炼，既不要免修体育，使得孩子与其他人隔离开来，不利于身心发展，又要避免过度运动，带来不必要的身体创伤。

（4）家长也要逐步向孩子本人说明病情，身体可能发生的变化和应对办法，注意事项，让孩子做好心理准备，对频繁的静脉穿刺，突破性出血可能带来的疼痛与休学，能够欣然接受，并树立起正确的人生观，建立自信、自强、自立的品格，克服自卑、怨恨、伤感等不良心理。

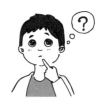

127. 血友病患者能上大学吗？

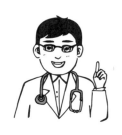

完全可以。天津市每年都有血友病患者考入大学，甚至研究生进行学习深造。现在大学对血友病患者也不会拒收，反而还会提供一些必要的便利条件，帮助血友病大学生完成学业。所以，血友病患者对未来要有信心，在初中和高中阶段要努力学习，争取考入理想的大学，将来成长为祖国的栋梁之材。但是，在专业选择上要考虑到自己不能从事重体力劳动的现实情况，尽量避免选择一些不适合从事的专业。文科方面，可以选择汉语言文学、英语、历史、政治、会计等专业，理科方面，可以选择计算机、自动化、编程等，如果有特别爱好，也可选数理化基础学科专业。在挑选学校时，还要考虑到当地的血友病治疗水平、医保政策和药品供应情况。

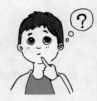

128. 重型血友病患者如何就业？职业怎么选择？

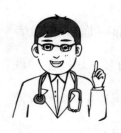

随着我国医疗技术的发展，医保水平不断地提高，治疗血友病的药品日益丰富，患者的治疗理念也更加科学，预防治疗、家庭治疗的理念得到广泛推广，成人患者的残疾状况得到了控制和改善，正常就业已不再是一种梦想，而是一种现实，血友病患者可以像普通人一样步入职场。

在就业方面，一方面血友病患者可以自谋职业，根据自己的特长和条件，选择创业方向，如从事个体经营或者开公司，成功的案例有许多；另一方面是进入职场，在职业的选择上，血友病患者可以选择一些轻体力、重脑力的工作，如客服人员、会计、计算机工程师、教师、档案管理人员等，这就要求我们血友病患者要有一定的学历和专业技能。

129.

血友病患者因病致残后可以享受哪些残疾人就业优惠政策？

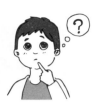

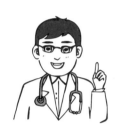

残疾人是社会大家庭中身份平等的成员之一，是人类文明发展的一支重要力量，也是坚持和发展中国特色社会主义的一支重要力量。为了更好地方便残疾人创业、就业，我国出台了一些针对性的税收优惠政策，下面做一介绍，更多的优惠措施可以咨询本地相关部门。

（1）**残疾人创业免征增值税**：即残疾人个人提供的加工、修理修配劳务，为社会提供的应税服务，免征增值税。

（2）**残疾人就业减征个人所得税**：对残疾人个人取得的劳动所得，按照省（不含计划单列市）人民政府规定的减征幅度和期限减征个人所得税。

（3）**安置残疾人就业的单位和个体工商户增值税**：即征即退，对安置残疾人的单位和个体工商户（以下称纳税人），实行由税务机关按纳税人安置残疾人的人数，限额即征即退增值税。

（4）**安置残疾人就业的单位减免城镇土地使用税**。

病友对你说

血友病A患者的大学梦

姓名：李某　诊断：血友病　性别：男

　　我是一位血友病A患者，2021年以优异成绩考入大学，成为一名大学生，实现了我的第一个人生梦想。作为一名血友病患者，我感到非常骄傲和自豪，因为我取得这样的成绩是非常艰难的，付出了常人难以想象的努力。

　　妈妈说我是在2岁半的时候，因为牙龈出血不止，被医院查出患有血友病。这是一种遗传性出血性疾病，稍有不慎就会引发关节或者肌肉出血不止，目前还无法治愈，需要终身治疗。如果治疗不当还会导致残疾和死亡。所以，当时我的父母都吓坏了，不知道能否把我养大成人。**那时候，我还不懂事，不知道这个疾病对我意味着什么。**

　　后来，我长大了，也上学了，但是却需要经常输液，体育课也不能上，因为我的关节有时候会出血肿胀，疼痛难忍。妈妈经常嘱咐我，不要乱跑乱跳，不要和小朋友们一起踢球玩耍，以免被碰撞受伤。

　　我不知道这是为什么？为什么我不能和其他小朋友一样玩？为什么我的腿有时候会疼，走路一瘸一拐的？为什么我每周都要去医院打药？那是一种白色的粉末，溶解后输到我的血管里，一会我就不感到疼了。

我带着种种疑惑进入了中学。渐渐地我才从妈妈那里得知，我患有血友病，受伤后容易出血。我将来也不能从事体力劳动，只能做一些脑力劳动。每到周末，妈妈开始带着我四处去学习绘画，上各种绘画班。我在妈妈的循循善诱下也喜欢上了画画。画画成了我唯一的乐趣。直到高考时，我才明白了父母的良苦用心。

学习绘画对于我来说也是非常难的，因为画画需要长时间坐着，保持一个姿势。而我在关节出血期间是需要卧床休息的，有时候需要休学1～2周，才能慢慢恢复。我的手腕和肘关节都面临着长时间握笔画画的考验。多少次我因为关节出血，疼痛难忍，想要放弃。但是妈妈爸爸都鼓励我坚持，不能半途而废。

为了让我保持良好的身体状态，不缺课，妈妈学会了自我注射，开始给我做预防治疗，每周固定时间给我注射2～3次凝血因子，让我和普通孩子一样能够精神饱满地上学。这种有规律的预防治疗后来证明是非常有效的，我的关节得到了康复，也可以上体育课了，并且在中考、高考中都顺利通过体育测试，没有让体育分拖后腿。大一时我在预防治疗的

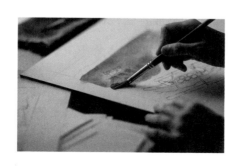

保护下，还全程参加了军训，各项指标都不比同学们差。我觉得我和其他人一样，血友病不是我人生路上的绊脚石，而是我意志品质是否坚强的试金石。**我战胜了血友病，也战胜了我自己，我用坚韧不拔的品格赢得了所有人的尊重。**

我现在学习的专业是动画，这是一个用计算机就可以工作的职业，非常适合我们血友病患者。将来无论多大年龄，我们都可以从事。我觉得我从小开始学画画，到如今走入大学校门，学习与绘画相关的专业这条路走对了。这是妈妈为我选择的职业之路，也是我将来为之奋斗的人生之路，艺术之路。我不会忘记爸爸妈妈风里来雨里去背着我去上辅导班的艰辛，也不会忘记高考前夕父母陪伴我日日夜夜一边学习文化课，一边学习专业课的艰难，我更不会忘记，每当我突发疾病时，妈妈总是第一时间赶到学校，在汽车里给我输液。在我遇到困难，想要放弃学业时，妈妈总是鼓励我："儿子，你一定要坚持，不管你考的好与坏，咱们付出努力就够了，一定要对得起自己，将来不后悔。"

今天，当我回想20年来走过的曲折之路，我对父母充满了感激之情。他们不仅给了我生命，也教会了我做人的道理——**勇敢面对命运的挑战，永不放弃自己的追求和梦想。**我也不会辜负父母的期望，我会用我的勤劳和智慧为他们撑起未来的天空。

一位大学生血友病患者的自诉

（王立新）

血友病自我管理实践指导

参考文献

［1］中华医学会血液学分会血栓与止血学组，中国血友病协作组．血友病治疗中国指南（2020年版）［J］．中华血液学杂志，2020，41（4）：265-271.

［2］中华医学会血液学分会血栓与止血学组，中国血友病协作组．血友病诊断及治疗中国专家共识（2017年版）［J］．中华血液学杂志，2016，37（5）：364-370.

［3］杨仁池．中国血友病管理指南（2021版）［M］．北京：中国协和医科大学出版社，2021.

［4］杨仁池，王鸿利．血友病［M］．2版．上海：上海科学技术出版社，2017.

［5］Srivastava A，Santagostino E，Dougall A，et al．WFH Guidelines for the Management of Hemophilia，3rd edition［J］．Haemophilia，2020，26（6）：1-158.

［6］中国血友病协作组．药物代谢动力学指导血友病A治疗的中国专家共识［J］．中国临床研究，2021，34（5）：577-581.

［7］黄昆，陈振萍，吴润晖，等．影响血友病A患者FⅧ药代动力学参数的相关因素［J］．血栓与止血学，2019，25（5）：897-900.

［8］赵华，王凤丽，郭玉林．血友病患者慢性疼痛的自我管理与同伴教育［J］．中华现代护理杂志，2015，21（7）：860-862.

［9］刘国青，王海红，吴润晖，等．血友病的家庭治疗［J］．血栓与止血学，2015，21（5）：326-327.

［10］中国血友病治疗协作组儿科专业组．儿童血友病家庭治疗专家共识［J］．中国实用儿科杂志，2021，36（12）：881-889.

［11］钟小红．A型血友病患儿家庭治疗护理状况回顾性调查分析［J］．中华护理杂志，2011，46（7）：691-693.

［12］吴心怡，王旭梅，甄英姿，等．儿童血友病家庭治疗开展现状调查［J］．护理研究，2016，30（11C）：4192-4195.

［13］金皎．儿童血友病家庭治疗和护理［J］．中国实用儿科杂志，2017，32（1）：44-47.

［14］杜锋蔚，孙彩虹．血友病病人家庭治疗现状及影响因素的质性研究 ［J］．护理研究，2012，26（1）：229-230．

［15］李魁星，张京华，李峥．北京市成年血友病97例口腔保健知识知晓 与行为的调查［J］．医学研究杂志，2012，41（5）：49-52．

［16］李魁星，张京华，华宝来，等．血友病患者口腔健康状况的影响因 素分析［J］．护理学报，2014，21（11）：30-33．

［17］李小寒，尚少梅．基础护理学［M］．6版．北京：人民卫生出版社， 2017．

［18］中华人民共和国国家卫生和计划生育委员会．静脉治疗护理技术操 作规范．WS/T 433—2013．

［19］中华人民共和国卫生部．医疗机构消毒技术规范．WS/T 367— 2012．

［20］首都医科大学附属北京儿童医院血友病综合关怀团队．血友病骨关 节病超声诊断应用推荐方案和共识（2017年）［J］．中国实用儿科 杂志，2017，32（1）：6-10．

［21］中华医学会血液学分会血栓与止血学组，中国血友病协作组．凝血 因子Ⅷ/Ⅸ抑制物诊断与治疗中国指南（2018年版）［J］．中华血液 学杂志，2018，39（10）：793-799．

［22］雷平冲．血友病因子Ⅷ及Ⅸ抑制物发生机制探讨［J］．血栓与止血 学，2016，22（2）：230-234．

［23］刘淑芬，陈丽霞．血友病骨骼肌肉并发症功能评估及康复治疗 ［J］．中国科学：生命科学，2021，51（8）：1162-1169．

［24］徐丹，陶陶，张继荣．血友病性关节炎的康复治疗进展［J］．中国 康复，2018，33（6）：512-515．

［25］杜青，李欣，袁晓军，等．儿童血友病康复治疗［J］．中国实用儿 科杂志，2017，32（1）：29-31．

［26］王学锋，冯建民，孙竞，等．中国血友病骨科手术围术期处理专家 共识［J］．中华骨与关节外科杂志，2016，9（5）：361-370．

［27］张美英，杨朝辉，王刚．血友病性关节肌肉疾病的康复评定与治疗 ［J］．中国康复医学杂志，2015，30（6）：623-627．

［28］Mulvany R，Zucker-Levin AR，Jeng M，et al．Effects of a 6-Week， Individualized，Supervised Exercise Program for People With Bleeding Disorders and Hemophilic Arthritis［J］．Phys Ther，2010，90（4）：

509-526.

［29］Rodriguez-Merchan EC. Management of Hemophilic Arthropathy of the Ankle［J］. Cardiovas Haematol Disord Drug Targets，2017，17（2）：111-118.

［30］Gualtierotti R，Tafuri F，Arcudi S，et al. Current and Emerging Approaches for Pain Management in Hemophilic Arthropathy［J］. Pain Ther，2022，11（1）：1-15.

［31］Rodriguez-Merchan EC，De la Corte-Rodriguez H. Iliopsoas hemotomas in people with hemophilia：diagnosis and treatment［J］. Expert Rev Hemotol，2020，13（8）：803-809.

［32］黄吉娥，杨芳，邓莲萍，等. 42例血友病患者丙型肝炎感染状况调查［J］. 贵阳医学院学报，2011，36（5）：508-511.

［33］牟晓丽，赵悦，陈泽华，等. 中国甘肃省血友病中心223例血友病患者临床分析［J］. 中国实验血液学杂志，2016，24（5）：1495-1499.

［34］王诗轩，孙竞，李长钢，等. 重组人凝血因子Ⅷ治疗411例中重型血友病A患者的抑制物产生及安全性的回顾性分析［J］. 临床血液学杂志，2018，31（1）：29-33.

［35］李俊峰，郑素军，段钟平. 慢性丙型肝炎自然史影响因素的研究进展［J］. 中华肝脏病杂志，2015，23（6）：475-477.

［36］中华医学会肝病学分会，中华医学会感染病学分会. 丙型肝炎防治指南（2019年版）［J］. 中华肝脏病杂志，2019，27（12）：962-979.

［37］杨甲，饶慧瑛，魏来.《2018年欧洲肝病学会丙型肝炎治疗推荐意见》介绍及解读［J］. 临床肝胆病杂志，2018，34（8）：1622-1631.

［38］中联肝健康促进中心，中华医学会肝病学分会，中华医学会检验医学分会，中国医院协会医院感染管理专业委员会. 中国丙型病毒性肝炎院内筛查管理流程（试行）［J］. 中华肝脏病杂志，2021，29（4）：319-325.

［39］中华医学会感染病学分会，中华医学会肝病学分会. 慢性乙型肝炎防治指南（2019年版）［J］. 中华肝脏病杂志，2019，27（12）：938-961.

［40］市医保局、市人社局、市税务局、市教委关于印发《2022年度城乡居民基本医疗保险宣传提纲》的通知. 天津市医疗保障局［EB/OL］.［2021-10-19］

［41］中华人民共和国国家质量监督检验检疫总局，中国国家标准化管理委员会.《残疾人残疾分类和分级》（GB/T 26341—2010）. 国家标准全文公开系统［EB/OL］.［2011-01-14］

［42］财政部，国家税务总局.《关于安置残疾人就业单位城镇土地使用税等政策的通知》. 中华人民共和国财政部［EB/OL］.［2010-12-21］

［43］财政部，国家税务总局.《关于安置残疾人员就业有关企业所得税优惠政策问题的通知》. 中华人民共和国财政部［EB/OL］.［2009-04-30］

血友病自我管理实践指导